临床常见疾病护理研究与实践

主 编　孙建华　孔维娜　徐伟亚　胡存苹　张 婷　王 凤

上海科学技术文献出版社

图书在版编目（CIP）数据

临床常见疾病护理研究与实践 / 孙建华等主编 . 上海 : 上海科学技术文献出版社， 2024. -- ISBN 978-7-5439-9135-4

Ⅰ . R47

中国国家版本馆 CIP 数据核字第 2024QH6200 号

责任编辑： 王 珺

临床常见疾病护理研究与实践
LINCHUANG CHANGJIAN JIBING HULI YANJIU YU SHIJIAN
孙建华　孔维娜　徐伟亚　胡存苹　张　婷　王　凤　主编
出版发行：上海科学技术文献出版社
地　　址：上海市长乐路746号
邮政编码：200040
经　　销：全国新华书店
印　　刷：北京兰星球彩色印刷有限公司
开　　本：787*1092　1/16
印　　张：14.5
字　　数：20万字
版　　次：2024年7月第1版　2024年7月第1次印刷
书　　号：ISBN 978-7-5439-9135-4
定　　价：148.00元
http://www.sstlp.com

《临床常见疾病护理研究与实践》

编委会

主　编

孙建华　枣庄市立医院

孔维娜　枣庄市山亭区人民医院

徐伟亚　枣庄市精神卫生中心

胡存苹　枣庄市妇幼保健院

张　婷　枣庄市立医院

王　凤　枣庄市台儿庄区涧头集镇中心卫生院

副主编

王　瑞　枣庄市中医医院

仲婷婷　枣庄市立医院

高海艳　枣庄市薛城区陶庄镇中心卫生院

冯丽君　枣庄市立医院

孙　璇　枣庄市台儿庄区涧头集镇中心卫生院

前　言

在当今医疗技术日新月异的时代，护理学科作为医疗体系中的关键一环，其重要性不言而喻。随着疾病谱的不断变化和患者需求的日益多样化，护理人员需要具备更加全面、深入的专业知识和技能，以应对临床工作中遇到的各种挑战。为此，我们编写了《临床常见疾病护理研究与实践》一书，旨在为广大护理人员提供一本系统、实用、前沿的参考书籍。

本书共分为十八个章节，内容涵盖了从标本采集、诊断知识宣教到临床护理技术、症状护理常规的各个方面，同时深入探讨了消化系统、心血管系统、呼吸系统、内分泌代谢、神经、风湿免疫、精神等多系统疾病的护理要点，以及普外科、泌尿外科、神经外科、骨外科、妇产科等科室常见疾病的护理实践。此外，本书还特别关注了康复护理技术，力求为读者呈现一个全方位、多层次的护理知识体系。

在编写过程中，我们始终坚持科学性、先进性、实用性和可操作性的原则，注重临床护理思维和能力的培养。书中内容不仅紧跟医学发展前沿，融入了最新的研究成果和临床实践经验，还通过具体案例、操作流程和注意事项的详细阐述，帮助临床护士更好地理解和掌握护理知识，指导其在实际工作中的应用。我们相信，这样的编排方式将有助于提升护理人员的专业素养和综合能力，进而提高工作效率和工作质量。

本书不仅适合广大临床护理人员作为日常学习和参考的工具书，也适合护理教育者用作培训教材。我们希望通过本书的出版，能够推动护理学科的发展，促进护理人员之间的交流与合作，共同为提高患者的护理质量和生命安全贡献力量。

目　录

第一章　标本采集知识宣教

第一节　血液标本采集知识宣教

血液在体内不断流动，许多疾病在体内引起的改变均可在学业检验中反映出来，测定血液中各种化学成分的改变，对疾病的诊断有十分重要的意义。

1. 静脉采血指导：

（1）各种生化检验的血标本如肝功能、肾功能、血脂、血糖等，宜在清晨空腹时采集，因此时血液中各种化学成分处于相对恒定状态，检验结果较准确。

（2）血培养标本宜在寒战、高热（体温 38.5 摄氏度以上）或使用抗生素前采集，以提高细菌培养阳性率。

2. 动脉采血指导：

（1）常用于血气分析，测定血液中 PO_2、PCO_2及 pH 值等，为缺氧及酸碱失衡的诊断提供依据。一般于股动脉、肱动脉或桡动脉抽取 1～2ml 动脉血。

（2）采血后压迫穿刺处约 5 分钟，以防出血。

第二节 尿标本采集知识宣教

采集尿标本是作物理、化学、细菌学及显微镜等检查，以了解病情，协助诊断和治疗。护士应指导和协助病人留取尿本票。

1. 常规尿标本采集指导：

通常检查尿液的色泽、透明度、比重、蛋白、细胞和管型。嘱病人将清晨第一次尿液约 30ml 装入小便杯内放至指定地方待检注意：

（1）不可将粪便混入尿液中，以防粪便中微生物影响化验结果。

（2）女病人月经期间不宜留取标本。

2．24 小时尿标本采集指导：

常用于尿液中 17 羟类固醇、17 酮类固醇、酐、肌酸、尿糖定量、尿蛋白定量的测定。留置前备好清洁带盖、容量为 3000～5000ml 容器，具体方法如下：清晨 7 时排空最后小便于容器中。注意：

（1）留第一次尿后一定要放防腐剂，根据化验项目选择防腐剂的种类，如浓盐酸、甲醛、甲苯等，以免尿液变质。

（2）全天小便必须全部解在容器中，如尿量多，容器不，不可弃去尿液，可再加容器盛放。

（3）若留 12 小时尿标本，则嘱病人自晚 7 时开始，留至次晨 7 时止。

3．尿培养采集知识指导：

取未污秽的尿标本做细菌学检查，用来诊断泌尿系感染。其访求有导尿法和留中段尿法。

（1）导尿法：嘱病人晚 12 时排空膀胱，让小便在膀胱内留置 6～8 小时，次日清晨，按无菌操作给病人导尿。

（2）留中段尿法：按导尿方法清洁、消毒外阴及尿道口，嘱自行排尿弃去前段，用试管夹夹住无菌试管，接取中段尿液，消毒管口后送检。

（3）留置导尿管者，将导尿管关闭 6～8 小时，按导尿法留取标本。

护士在指导和协助病人采集尿培养标本时，要强调：①尿液一定要在评估内留 6—8 小时。②一定要无菌操作，尿液不能有任何污染，以免影响细菌培养结果。③应在使用抗生素之前或停药一周后做。

第三节 粪标本采集知识宣教

粪便化验主要是了解消化道疾病的情况，如有无炎症，出血及寄生虫感染等。根据不同检查目的，护士应指导病人留取标本。

粪便标本务求新鲜且不要混入尿液，盛器清洁干燥。

1．常规标本采集指导：

用棉签取一小块粪便（约蚕豆大小）放在纸盒内，如为腹泻病人应采取脓血或黏液部分送检；如为水样便应盛于容器中送检。

2．隐血标本采集指导：

检查前3天应禁食肉类、肝类、血类及大量叶绿素等食物和含铁剂药物，以免出现假阳性，3天后按常规法留取标本送检。

3．寄生虫及虫卵标本采集指导：

查寄生虫卵，应尽量挑带血及黏液的部分；查阿米巴原虫，采集标本前应先用热将便器加温，便后加通便器立即送检，因阿米巴原虫在低温下失去活力，不易查到。

4．培养标本采集指导：

用无菌棉球采取粪便的脓血或黏液部分少许，置培养试管或培养盒中立即送检。注意勿污染了无菌培养盒。

第二章　诊断知识宣教

第一节　电子计算机体层摄影（CT）知识宣教

电子计算机体层摄影（简称 CT），是将 X 光机与电子计算机以及附属设备结合成一整套的装置，通过高灵敏度的光子探测器和 X 线断层检查，摄取大量信息，再由电子计算机处理的一种正射影像诊断技术，可以发现传统检查难以发现的病变，具有精确、安全、迅速、方便而无副作用等特点。CT 检查无创伤、无痛苦、检查时您不要紧张，不要害怕。

检查指导：

1．腹部检查晨应禁饮食。

2．做好碘过敏试验，阳性反应者不能注射造影剂。

3．根据不同检查部位服用造影剂，腹部扫拱圈有口服 1%～3%泛影葡胺 500～700ml；盆腔扫描前 4 小时口服 76%泛影葡胺 20ml 加水 1200ml 口服及灌肠（由 CT 室配制），以充盈并显示肠腔，如系女性必要时需用纱布填塞阴道。

4．病人持 CT 预约单、相关 X 片、B 超及有关检查结果，按时去 CT 室体检（危重病人专人护送）。

5．检查时一般取仰卧位，特殊情况取俯卧位或按需要变换体位。为了定位准确，受检时不可成功，对于不合作者酌情给镇静剂。嘱病人与工作人员合作，完成检查。

第二节　磁共振成像（MRI）知识宣教

磁共振成像原称核磁共振成像（简称 NMRI 或 MRI），是利用原子核在磁场内共振而产生影像的一种诊断方法，可应用于多系统疾病的检查，是继 CT 之后目前最先进、精确、无创伤的医学影像诊断技术。为保证病人安全和检查质量，应向病人做好以下宣教。

检查指导：

1．询问有无 MRI 的禁忌症。带有心脏起搏器者为绝对禁忌，因干扰可致停搏；体内有金属如假肢、弹片、止血夹、人工心瓣膜、固定用钢板、螺钉、人工股骨头等，不可进行检查，因金属异物移动可能损害重要脏器和大血管，位于受检部位可产生伪影。

2．病人带 X 片、CT 或 B 超结果及相关病史资料，按预约时间赴检。

3．小儿及半年合作者需镇静后方能检查，危重病人需医生陪同。

4．病人及陪同人员换鞋入室。不可携带金属物品（如手表、耳环、戒指、项链、钥匙、金属假牙、眼镜等）以及磁性物体（如磁卡、磁盘、BP 机、手机等），以防干扰检查结果和损坏所携带的物品。

5．做眼部检查时勿化妆。

6．行盆腔检查的病人需保留尿液，充盈膀胱。

7．因检查时间长（一般需 30 分钟），检查仓内有噪音，需病人密切合作，勿紧张，受检查过程中全身放松，平静呼吸，不移动身体，以免影响图像质量。

第三节　纤维结肠镜知识宣教

纤维结肠镜是由细长而可弯曲的导光玻璃纤维管构成，由肛门逆于直肠，沿肠道逆行，经全程结肠，可至回肠末端。通过肉眼观察结肠腔内黏膜表面的变化，结合病理做出诊断，也可治疗，如肠内息肉切除、肠内异物取出、下消化道出血等。

1．检查前指导：

（1）检查前一天进不渣或无渣饮食，如牛奶、稀饭、肉汤、鱼汤、菜汤等。

（2）遵医嘱于检查前 6～8h 口服 5%硫酸镁 70ml 加温开水 2000ml，一次顿服。检查前晚口服果导 2 片，以软化大便、清洁肠道、服药后不再进食。

（3）检查前病人带病历、钡灌肠 X 片剂有关检查报告，以供参考。

（4）高血压、冠心病及衰竭的病人慎做此项检查。

2．检查后指导：

（1）检查后若出现血便或腹痛明显，随时就医。

（2）行高频电切肠息肉术后，进食少渣饮食 3 天，并避免剧烈活动 1 周。

第四节 B 型超声检查知识宣教

超声检查是利用超声波原理对人体软组织的物理特性、形态结构与功能状态作出判断的一种非创伤性检查方法。超声检查种类繁多，B 型超声波诊断对肝脏、胆囊、肾、膀胱等现变的诊断及妇产科方面应用广泛。

检查前指导

（1）肝、胆、胰腺及腹内肿块的病人，检查前应禁食 12 小时（检查前晚 8 时后不再进食或饮水）。

（2）做妇产科、膀胱、前列腺、直肠检查要求保留尿液，必要时用于检查前 1～2 小时饮水 800～1000ml，保持膀胱充盈，以便检查时显示清楚。

第五节 腹腔穿刺术知识宣教

腹腔穿刺术用于采集腹水标本作常规化验、细菌培养及脱落细胞检查，以明确腹水的限制，亦可作腹腔内注药。当大量腹水（肝癌、肝硬化、肝肾综合征）引起呼吸困难或腹部胀痛时，可趁此放液以减轻症状。

术前指导

（1）穿刺前排空小便，以免穿刺时损伤膀胱。腹穿一般无特殊不良反应。

（2）穿刺根据本人情况采取适当的体位，如座位、半坐卧位、平卧位、侧卧位，根据体位选择适宜穿刺点。

（3）向病人解释一次放液量过多可导致水盐代谢紊乱及诱发肝昏迷，因此要慎重。大量放液以后要束缚以多头布带，以防腹压骤降，内脏血管扩张而引起休克。放液前后嘱医嘱测体重，量腹围，以便观察病情变化。

（4）在操作中若感头晕、恶心、心悸、呼吸困难、应及时告知医护人员，以便及时处理。

第六节　腰椎穿刺术知识宣教

腰椎穿刺（简称腰穿），常用于检查脑脊液的性质，对诊断脑炎、脑膜炎、脑血管病变、脑瘤等有重要意义；也用于脊髓病变，通过腰穿行脑脊液的动力学检验，了解蛛网膜下有无阻塞；也可作腰椎麻醉，鞘内注射药物进行治疗。凡病人处于休克，衰竭或濒危状态，有脑疝先兆、颅后窝点位性病变者，以及穿刺局部皮肤有炎症（红、肿、热、痛）者，禁忌行腰穿，以免出现危险或感染。

1．术前指导

（1）正常脑脊液约150ml，检验留取很少量，对健康无影响，不必顾虑。

（2）穿刺时被人侧卧于硬板床上，背部与床板垂直，头向胸部弯曲，双手抱膝贴近腹部，使脊柱尽量后弓，以增宽椎间隙，便于进针，在穿刺过程中注意与医生配合，如要咳嗽时，先通知医生，以便暂时停止操作，避免损伤组织和移动穿刺位置。

2．术后指导

术后去枕平卧4～6小时，防止因过早起床引起低压性头痛，若发生，一般平卧及多饮盐开水即可缓解，必要时可静滴生理盐水。

第七节　胸腔穿刺知识宣教

胸腔穿刺术常用于检查胸腔积液的性质，抽液、抽气减轻压迫症状，或胸腔内给药等。

（1）胸腔穿刺是一种常用的诊疗技术，病人术前应尽量放松，消除紧张情绪，积极配合治疗，利于顺利完成。

（2）带X片或超声检查结果，以便穿刺时参考。

（3）穿刺在局麻下进行，病人一般取坐位，双臂举起放在床边枕头上或椅背上；不能起床者可取半坐位或卧位，举起上臂，放在头上方的床上，必要时可用适量的镇静药。

(4)穿刺部位：一般常取肩胛线或腑后线第 7～8 肋间，有时也选腑中线的 6-7 肋间，气胸者多取锁骨中线第 2 肋间。

（5）嘱病人穿刺操作过程中身体不可乱动，应避免咳嗽，以防针头移动面刺破肺泡。

（6）若出现咳嗽，头晕、面色苍白、出汗、心悸、胸部压迫感或剧痛等胸膜过敏现象，应立即告知医生，一般休息及对症处理即可缓解。

（7）术后安静休息。

第八节　骨髓穿刺知识宣教

骨髓穿刺术（简称骨穿），是采取骨髓液的一种技术。骨髓液检验的目的，主要是细胞形态学检查，其次是寄生虫和细菌学检查，以协助诊断血液病，传染病和某些寄生虫病。

骨髓检查所抽取的骨髓是极少量的，因此，骨穿对身体没有影响。

1．检查指导

（1）骨穿部位：骨髓存在于人体的扁骨内，最常用的穿刺部位是髂前上棘，其优点是骨面较平、易固定、操作方便、无危险性。此外，还可取髂后上棘、胸骨、腰椎脊突，根据穿刺部位选择适当体位，如仰卧、坐位或侧卧位。

（2）骨穿操作简单，先行局部消毒、麻醉，然后将穿刺针刺入骨髓，在骨髓抽取的瞬间稍有酸痛感外，基本上感觉不到痛。骨髓抽出后，病人可以马上起床活动。

2．术后指导

（1）穿刺点覆盖的敷料勿浸湿，以防感染，3 天后可以下。

（2）穿刺点如有出血应及时报告医护人员。

第九节　高压氧疗知识宣教

高压氧疗法是将病人置于密闭的高于 1 个大气压的特殊环境中呼吸纯氧治疗疾病的

一种方法。目前高压氧在临床上治疗的病种较多，适应症较广泛，都取得了明显的效果。

1．进舱指导：

（1）凡需高压氧治疗的病人，必须经医生检查，明确诊断，排除禁忌症后，方可进行高压氧治疗。

（2）每次治疗提前20分钟到达，做好入舱前准备，并主动向氧舱医护人员反映病情变化，以便进行必要的观察、检查和治疗。

（3）如有感冒、发烧、上呼吸道感染、妊娠、月经量过多等情况，不宜进舱治疗。

（4）严禁将火柴、打火机、香烟、油脂、酒精、鞭炮、汽油、电动玩具等带入舱内，以防引起舱内爆炸。不宜穿戴易产生静电火花的服装，如尼龙、腈纶、丙纶、毛织品、膨体线等入舱，应按要求更换氧舱准备好的全棉服装入舱，以防静电火花引发火灾。

（5）进舱前排空大小便。

（6）服从医护人员指导，进舱后不得随意搬弄舱内阀门、开关、按钮等设施，以防意外事故发生。

（7）掌握预防各种压伤的基本知识。在加压过程中做好耳咽管的调压动作，首次进舱治疗的病人及陪舱人员，可用1%呋麻液滴鼻，可带少许糖果、梅子进舱以增加唾液，加强吞咽动作，促使耳咽管开启，从而减轻加压时中耳受压引起耳痛。

（8）了解舱内供氧装置及通讯系统的使用办法，正确使用吸氧面罩，固定带松紧适宜，不使漏气，连接面罩的两条软管不得折叠、扭转、压迫，以保持呼吸道通畅，保证有效的治疗。

2．治疗中的指导：

（1）做好调压动作，加压时同于气压升高，双儿会出现胀痛，必须不断做吞咽动作，如吞唾液或嚼糖果机捏鼻鼓气，如疼痛难忍，应报告操舱人员，以便减慢升压速度或暂停升压。

（2）稳压吸氧时，应戴好面罩，在安静和休息的状态下吸氧，吸氧时不说话、不吃东西、不做过深呼吸。

（3）吸氧期间若出现头昏、出汗、恶心、面部紧张或抽搐等不适，可摘下面罩，改为吸舱内空气，并立即报告操舱人员，以便及时处理。

（4）减压前应开放各种引流管，如胃管、脑室引流管等。

（5）减压时，由于气体膨胀吸热，使舱温下降，应注意保暖，以防感冒而影响高压氧治疗。

（6）减压时应自主呼吸，绝对不允许屏气，防止肺气压伤。

3．出舱后指导：

（1）减压出舱后如有皮肤瘙痒、关节疼痛、伤口渗血过多等情况，应及时报告医护人员，以便及时处理。

（2）治疗期间，注意加强营养，摄入高糖、高蛋白质、高维生素、高热量的饮食。

（3）注意休息，进热饮或热水浴，以协助氧气的继续排出。

第十节　放射治疗知识宣教

恶性肿瘤放射治疗（简称放疗）是利用各种射线照射肿瘤，以抑制或破坏肿瘤细胞达到治疗目的的方法。

1．心理指导：

接受放射治疗的患者由于社会环境的影响，加上治疗时间较长且放疗后副反应大，均会产生不同程度的疑虑、恐惧等，精神压力大，甚至对治疗失去信心。而病人的信仰、思想情绪和生活态度都对身体的康复产生影响。因此要鼓励病人树立与疾病作斗争的信心，充分发挥自己的主观能动性（意念或内心意象），提高自身防御能力（坚定活下去的意志，相信自己有康复的可能），密切配合医生进行治疗，结合体育锻炼，日常饮食，有时会意想不到地发生肿瘤静止和消退，达到理想的治疗效果。

2．饮食指导：

（1）人体消化系统黏膜组织对射线较敏感，容易出现功能障碍，故每个放疗病人均有不同程度的食欲下降、恶心、呕吐、腹胀不适等，而患者的营养是影响疗效的重要因素之一，所以应重视进食。总的原则是“饥饱适当、脂肪适量、食物多样、食盐不过量”，防止盲目进补和忌口，禁食烟酒及辛辣饮食，在治疗与康复阶段均应进行营养价值高，所含必需氨基酸较齐全，配伍比例好的蛋白质，如蛋类、乳类、鱼类、动物瘦肉和高维生素、低脂易消化的食物。

（2）应注意：①食道癌忌食粗硬食物，防止食道溃烂出血。②胃癌以少量多餐为原则，少吃甜食及产气食物。③鼻咽癌每日进水量不少于2500ml，维持大便通畅，防止因用力大便致头部压力增高而引起鼻出血。经常用中药金银花或参须，麦冬或石斛泡水喝，以防口干不适。④肠癌造瘘者应注意饮食卫生，防止腹泻，少食纤维素多的食品，如芹菜、韭菜等，以减少大便量。

3．皮肤保护指导：

由于射线通过皮肤进入肿瘤组织对皮肤有一定损伤，产生轻度的干燥、脱屑、刺痒感，因此应注意：

（1）禁止抓挠及涂抹药物或化妆用品；

（2）不宜用肥皂、热水、粗毛巾擦洗。

（3）有脱皮时切勿撕扯。

（4）放疗前要保持局部皮肤清洁干燥，有汗应拭干，因水分可产生电离，加重皮肤损伤；

（5）外出时避免阳光直晒；

（6）防止粗糙的衣服，硬领摩擦引起局部皮肤溃烂；（7）注意指导放射性标记的清晰完整，切忌私自涂改。

4．冲洗指导：

体腔冲洗：肿瘤经照射后可有萎缩、崩溃、肿胀、坏死、液化等表现，腔道内的肿瘤经照射后，可有分泌物流出，此时为预防感染，减轻局部充血水肿，可行腔道冲洗，如阴道冲洗、鼻咽冲洗、口腔含漱等。遵医嘱配制外用冲洗液，每天冲洗1—2次。如有出血，则禁止冲洗。

5．复查指导：

恶性肿瘤的放射治疗不像其他疾病，随着治疗的顺利结束或健康恢复而告结束，放射治疗完成后病人应按时来院复查，其目的是：

（1）检查有无复发及病灶转移，以便早期发现，及时治疗。

（2）进行必要的综合治疗以巩固疗效，如放疗后手术、化疗等。

（3）了解放疗后效果，为进一步改进治疗方案提供依据。复查时间为放疗结束后一个月进行一次，每一年内每3个月进行一次，以后每半年一次，这种复查应该是终身进行以接受医护人员对病人的康复指导，如感觉不适，应随时就诊。

第十一节　放射介入治疗知识宣教

介入放射技术是采用医学影像设备，技术和Seldinger氏方法进行经皮穿刺插管，选择性到达所需检查或治疗的部位，以达到临床诊断或治疗目的的一种诊疗技术。

血管性介入可经股动脉，颈动脉，腑动脉或股静脉插管，还可经皮、经肝穿刺门静脉插管。

1．常用方法指导：

（1）栓塞疗法与栓塞剂将某种物质通过导管注入血管内并使之阻塞以达到治疗的目的，称栓塞疗法。注入的物质称之为栓塞剂，包括自凝血块，自体组织，吸收性明胶海绵，无水酒精、不锈钢圈，聚乙烯醇，碘油乳剂等，以达到止血，阻断肿瘤的血供，抑制肿瘤的生长，治疗某些血管疾病的目的，亦可用于某些外科手术前的准备。

（2）区域性灌注疗法：经造影找到靶血管，选择性地灌注药物，达到治疗的目的。常用血管收缩剂治疗消化道出血；化疗药物灌注肿瘤区血管，使肿瘤缩小；溶栓药物灌注至栓塞血管，达到溶栓作用，如脑血栓、冠脉血栓；灌注血管扩张剂治疗缺血，如脑缺血、血管痉挛等。

（3）血管成形术：将球囊导管送至血管狭窄段，通过注入造影剂，使球囊膨胀以达到扩张血管狭窄段的目的，如冠状动脉扩张成形术，肾动脉成形术等。

2．术前指导：

（1）消除紧张，恐惧心理，保证充足睡眠，以良好的心态接受治疗。

（2）介入治疗前 1～2 天进食易消化少渣食物，以防止术后便秘而用力排便导致穿刺处出血。术前禁食禁水 4～6 小时，以防术中呕吐。

（3）穿刺部位备皮，如双侧腹股沟，会阴部，病情允许者可淋浴，更换病服。

（4）训练在床上排便，以适应卧床需要以及肢体制动。

（5）遵医嘱做碘过敏试验，出凝血时间，使用某些可延长出血时间或显影效果的药物。

（6）术前排空膀胱。

3．术后指导：

（1）安静休息，伸直术侧肢体并避免活动，沙袋压迫穿刺部位 4～6 小时以上，绝对卧床 12～24 小时，安置起搏器者卧床 3～5 天，勿右侧卧位。

（2）多饮水，以促进造影剂的排泄，如无恶心、呕吐即可进食。

（3）出现下列情况应及时报告医护人员：①穿刺部位血肿或活动性出血致伤口敷料浸湿；②穿刺侧远端肢体感觉异常；③出现头昏、心悸及其他不适；④安置起搏器后出现胸痛、呃逆、发烧、呼吸困难等。

第十二节　护理操作知识宣教

护理学是一门操作性很强的实用学科，技能熟练程度关系着病人的治疗效果，而无言的肌束操作，使病人不理解，不配合，同样影响到治疗。因此要增加病人的信任感，护士除了要严格遵守操作规程外，还应以端庄的仪表、温和的语言，向接受操作的病人做好解释，以减轻心理负担，使其主动配合，顺利完成操作。

1．心理指导

在进行各种护理操作前，要向病人说明操作的目的，如鼻导管（或鼻塞）吸氧是通过吸氧提高肺泡内的氧分压，纠正目前缺氧状况；电动吸引器吸痰是清除呼吸道和口腔内的分泌物、呕吐物、保持呼吸道通畅，防止肺部并发症发生。这样病人才不会因为无任何思想准备而造成心理紧张，就会主动配合治疗。

2．操作前指导：

指导病人做好接受操作的准备，如输液前排便，T 型管冲洗前的半卧位，无菌接尿前的会阴清洁，空腹抽血等，使操作能顺利完成。

3．操作中的配合指导：

在进行护理操作时，要交代病人很好地配合可减少操作时的不良反应，减轻痛苦，护士可采用操作，边讲解或边示范的方式。如进行气管内抽痰时嘱病人尽量将头后仰，开放气道，这样就能将吸痰管顺利插入气管，同时配合咳嗽动作将气管深部的痰液咳出，在插管时配合吞咽动作，可顺利将胃管插入。有效操作虽无痛苦，但需病人主动配合才能完成和达到治疗效果。如雾化吸入时护士应示范或教会病人嘬嘴深呼吸的动作，以使雾化药液进入气道，达到治疗的目的。

4．操作后指导：

操作完毕，护士应向病人或家属交代有关注意事项，以保证安全，减少并发症的发生。如留置尿管，引流袋的接头不可在床边吸烟，以防引发火灾；皮试后出现局部瘙痒、全身荨麻疹，甚至有胸闷、气急、出冷汗等反应时，应立即告诉医生，以及时以症处理。

第十三节　成分输血知识宣教

输血是现代医学中的一项重要治疗措施，输血治疗的某些独特疗效不能为其他治疗所代替，近年来，成分输血正逐步代替输全血。科学合理的输血有助于病人的康复，挽救病人的生命。

成分输血即单用血液的某种成分，如单用红细胞、粒细胞、血小板等。具有心脏负荷轻、输血反应少、治疗效果高、免受血清肝炎传染，一血多用、节约血源等优点。为适应成分输血的要求，预防不良反应和并发症的发生，护士应向受血者做好有关知识宣教。

1．输血前的指导：

（1）输血前要严肃认真，仔细核对所输血液的血型，病人姓名和血型，防止血型错误酿成事故。告诉病人记住自己的血型。

（2）向病人说明不同血液成分在输液时有不同的方法和要求，避免病人不理解而产生疑问。

①输红包：输入浓缩红细胞或洗涤红细胞可适当加入生理盐水稀释，以免过稠而滴注不畅，但禁用葡萄糖溶液和林格氏溶液稀释，以免发生凝血和溶血。

②输白细胞：要求在6小时输完，速度不宜过快，病人不可任意调速，以免影响其功能。

③输血小板：输注血小板，采集的血小板悬液在室温下（温度为20摄氏度）6小时内用塑料输血器输完，忌用橡胶、乳胶、玻璃的管道输注，以免血小板黏附于上述物质的管壁上，输注过程中应经摇采集袋，以免发生聚集块。

④输冷沉淀：因冷沉淀制品快速溶解后，需快速滴注，其速度以病人能耐受为宜。抗血友病球蛋白，只能轻轻摇动溶解，切勿震摇，防止产生泡沫。

2．输血反应的处理指导：

（1）过敏反应：为常见的输血反应，发生率随输注次数的增多而增多，多数是由于抗白细胞抗体所致，常见症状为高热、寒战、瘙痒、荨麻疹、红斑、头痛，可发生胸闷、支气管痉挛、喉头水肿等。交代病人出现上述情况立即报告医生，给予抗过敏处理。

（2）循环负荷过重：因液体量过多，滴速过快，老年人或有心血管疾病者易造成肺水肿，严重者可有心衰。告诫病人切不可自行调快速度，一旦发生胸闷、气急、咳嗽、吐泡沫痰等症状立即报告医护人员，给予减慢输血速度，吸氧等相应处理。

（3）溶血反应：因输入异型血和RH阴性血所致。因此输血前的核对工作，护士患者均应认真对待，一旦出现腰部剧烈疼痛，应立即报告，马上停止输注，给予相应抢救措施。

第十四节　合理用药知识宣教

随着社会进步，人们对生活质量要求越来越高，病人对治疗和护理的参与意识增强，希望懂得合理用药知识，帮助病人配合治疗，进行适当的用药指导，在整体护理实施中是一项重要的工作，必须根据每一个病人的需要，理解能力和社会经历具体进行。

1．一般知识指导：

（1）指导病人认识和了解药物，根据病情让病人知道药物名称、主要作用、不良反应、预防和处理措施及特别注意事项，使病人心中有数，主动地配合治疗。

（2）掌握用药剂量和服药时间：药物应使用常用量，在常用量时既能发挥治疗作用，又不会出现严重的副作用，无限制增加剂量便会中毒，减量则达不到治疗效果，药物使用的间隔时间是按治疗要求和药物在体内消失速度而定，一般是每天 3 次，消除快的每天 4～5 次，消除慢的每天 1 次或 1 周次，有的长效药物可间隔更长时间，不可盲目增加或减少用药次数，告诫病人严格遵医嘱或药物说明书控制用量和疗程是很重要的。

（3）自我观察用药后的效果与机体反应，将其及时反映给医护人员，以调整用量，从而达到最佳药物疗效。

2．口服给药方法指导：

（1）一般药物在饭后服，胃动力药，易于被消化酶破坏的药物及妨碍食物吸收的药物，则在两餐之间或餐前服，如吗丁啉。

（2）胶囊及糖衣片应整片吞咽，不能有任何破损，否则可刺激胃肠道在不适当的酸碱度值被破坏，影响疗效；需要减少剂量的药片可锉开（不能粉碎）按量服用。

（3）舌下含服药要放在舌下，不要吞咽或咬破，也不要饮水，以免影响药效，如硝酸甘油。

（4）口含片放在颊黏膜与牙龈之间，让其慢慢溶化，如溶菌酶、草珊瑚含片。

（5）乳剂可用水稀释，混悬剂用药前要摇匀。

（6）有呕吐时暂停服药，并报告医护人员。

（7）铁剂不能接触牙齿，水剂需用量杯核准剂量；量小的油剂必须用滴管，可先在杯内加入少量冷开水，以免药液附在杯上，影响服下的剂量。

3．雾化吸入方法指导：

（1）病人卧位要舒适，坐位或低半坡位（床头抬高20～25cm），病情不允许者可仰卧。

（2）根据雾化器类型，告诉病人安全防护的措施，学会自行使用。

（3）训练病人吸入动作：噘嘴缓缓深吸气，使气道空气阻力增加，以便雾化药液送入各支气管腔。

4．含漱给药方法指导：

（1）药液温度不能过高，以免破坏药物或损伤组织，如朵贝氏液。

（2）注意药液浓度，不得含漱太浓的药液，否则会破坏口腔及咽部正常预防功能。

（3）每个病人应用自己的滴药瓶或滴管，以防交叉感染。

（4）滴药方法：滴管深入鼻腔约0.8cm，注意不碰及前鼻孔，以免引起喷嚏。滴药后保持体位1～2分钟，以便药液吸收。

5．滴眼药方法指导：

（1）滴药前清洁眼睑及睫毛，每只眼分别准备棉球或手帕。

（2）嘱病人取仰卧位或坐位时后仰。

（3）滴药方法：滴管或滴瓶靠近眼球，不能触及眼睑或睫毛，以免受惊闭眼，轻轻分开上、下眼睑，暴露下结合膜囊，在囊中央滴1～2滴药液，不要滴在角膜上，以免不适或损伤组织。

6．滴耳药方法指导：

（1）药液温度应与体温接近或以本人能耐受为宜。

（2）滴药方法：俯卧位或坐位，患侧耳朝上，成人将其外耳拉向后上方，3岁以下拉向后下方，药液滴入外耳道。滴药后维持体位数分钟。

7．皮肤用药方法指导：

（1）用药前先清洗皮肤。

（2）不可直接用手取药，霜剂用棉签涂擦，油膏剂用压舌板取用。

（3）药物可能污染衣服或床单，应嘱病人事先做好准备，如更换旧衣服、垫隔巾或塑料布。

（4）皮肤有破损时要指导病人进行无菌操作。

（5）湿敷或加压湿敷：先将毛巾或纱布垫在药液中浸透，拧干后，平放在治疗部位，必要时要戴上消毒手套操作。

（6）浸泡溶液教会病人学会掌握其配制浓度，温度及方法。如醋酸铅、高锰酸钾。

8．肛门给药方法指导：

（1）备好卫生纸，必要时备便盆。

（2）体位：嘱病人左侧卧位，并张口呼吸，以松弛肛门括约肌。

（3）栓剂应在冰箱内保存，操作者戴指套，以保护手指（一般用食指），将栓剂轻轻推入内括约肌上方，如小儿退热栓，开塞露类剪开瓶口要保持光滑，以左手拇指，食指分开臀暴露肛门，右手持药瓶轻轻插入，缓缓挤入药液，用卫生纸擦净肛门，嘱病人平卧或保持原位 10—30 分钟。

第三章 临床护理技术

第一节 浅静脉留置针的应用

一、目的

根据病人的血管情况选择不同型号的留置针进行穿刺。为抢救病人及时用药建立良好的通道，同时减轻病人反复穿刺的痛苦，解除以往输液肢体限制活动的束缚。

二、方法

1．用物准备：治疗盘内有弯盘 1 个、0.75%碘酊、棉棒、留置针 1 套、敷贴、胶布、无菌手套、止血带、治疗巾、输液器、药物等。

2．将备好物品至床旁，向病人做好解释工作。

3．将备好的液体挂在输液架上，再次检查输液器备用。

4．病人仰卧，选好最佳静脉，铺好治疗巾，扎止血带，局部常规消毒。

5．戴无菌手套，取出留置针，检查有无破损，是否配套等。

6．左手绷紧局部皮肤，右手持针柄刺入血管，见回血后，左手压住针芯柄，右手继续向里送针管，直至送完为止。拔出针芯，松开止血带。

7．将备好的输液管与留置针连接，输液通畅后用敷贴或胶布固定。

8．根据病情调节输液速度，向病人说明注意事项。

9．输液结束后，将输液管与留置针分离，并注入肝素盐水封管保持 8～10 小时，以备下次再用。

10．肝素盐水配制方法：0.9%生理盐水 250ml＋肝素 50mg，用 4～5ml 即可。

三、适应症

静脉内留置针适用于抢救危重病人、手术病人及长期静脉输液的患者。

四、注意事项

严格无菌操作，保持局部清洁、干燥、无菌，加强巡视，减少并发症。①常见的并发症凝血：主要是因为管腔内的血液凝固，管腔阻塞。护理可用肝素封管，增加封管次数，检查出凝血时间，拔出重新穿刺。②导管误插入症状：出现局部疼痛、肿胀。③穿刺失败，重新穿刺。④导管脱出或局部渗液症状：出现局部疼痛、肿胀、输液速度减慢等。应检查针头位置。严重者可重新穿刺。⑤静脉炎：轻者可出现局部红、肿、疼痛、淋巴结肿大、体温升高；严重者出现菌血症，应拔出导管，局部用药，严重者可全身给抗生素，24 小时后可局部热敷，严格无菌操作，针留置时间不宜过长，一般不超过 1 周。

第二节　喷气式气垫床的应用

一、目的

喷气式气垫床对重症患者褥疮的防治有特殊的疗效；对老年人的预防、保健康复工作也起了良好的作用。气垫接通电源后可向气垫内的气囊上下、左右交替充气。其特点：

1．超低压　一般 32mmHg 以上的压力可使毛细血管闭塞，连续受压 1～2 小时，组织细胞开始被破坏，气垫的囊内压力可保持在 30mmHg 以下，减低了对皮肤的压力。

2．交换气压　气泵向各个囊内自动上下或左右等不同部位交换充气，自动变换身体重心，缓冲受压部位。同时，交换充气对机体起按摩作用，促进血液循环。

3．除湿、干燥　气泵输入气囊内的空气可通过气垫表面的微孔徐徐吹出，使患者的皮肤保持干燥，阻止细菌繁殖，减少褥疮发生。

4．调节气压　由于体重等因素的影响，气垫压力维持在 32mmHg 以下，所需气量不同。另外，患者喜欢气垫的硬度程度也不同，通过调节气量可以改变气压。

二、适应症

临床上主要用于瘫痪、烧伤、冻伤、骨折、牵引、外科手术及长期输液、输氧而不能翻身者，以及各种重症患者。

三、方法

1．将气垫放于床垫上直接使用，将印有“上面”字样的一面朝上放置。

2．气垫的进气口放在患者的脚下一侧，气垫上面要铺透气良好的棉布床单或薄毛毯。

塑料及橡胶尿布通气不畅，影响空气流动，不宜铺垫。

3. 在气垫的进气口及气泵的送气口之间用塑料导管连接起来。2小时换气1次。

4. 接通气泵电源，让气垫充气10～15分钟。使用时按需调节硬度的方向旋转盘至适当程度为止。一般使用可放在6~7之间。

四、注意事项

1. 使用的方法要正确，否则有“过电”现象。

2. 床摇起时，要关闭电源开关，病床摇起后再接通电源。

3. 喷出的微风患者感到冷时，气垫下铺薄被或电热毯取暖。

4. 气垫污染后，可将气垫充气到最硬的状态，用肥皂水刷洗后阴干。

5. 气垫如果破裂，用修补塑料及时修补。勿在气泵上面放置物品。

第三节 中心吸氧

一、目的

中心吸氧是指医院的氧气由供应站集中供给，设管道通至各病区、门诊和急症室。供应站有总开关进行管理，各用氧单位配有氧气表，通过输氧管道将氧气输给病人。

二、适应症

血气分析检查是用氧的指标，当病人的动脉血氧分压低于6.6kPa时，则应给予吸氧。肺活量减少，因呼吸系统疾患而影响肺活量者，如哮喘、支气管肺炎或气胸等。心肺功能不全，使肺部充血而致呼吸困难，如冠心病、心力衰竭等造成的呼吸困难。各种中毒引起呼吸困难，使氧不能由毛细血管渗入组织而产生缺氧，如一氧化碳中毒；昏迷病人，如脑血管意外或颅脑损伤等；其他，某些外科手术前后，出血性休克等。

三、方法

1. 治疗盘内放治疗碗1个（内盛凉开水）、棉签、弯盘、氧气装置一套、氧气管一套、蒸馏水一袋及剪刀、四防牌、笔、记录卡。备齐用物，携至床旁，招呼病人，说明目的，查对创号、姓名、挂四防牌。

2. 用湿棉签清洁鼻腔，安装氧气表，倒蒸馏水，满度1/2~1/3，调节流量表，并检查是否通畅。

3. 给病人安装鼻塞，调节松紧度，使病人舒适、方便。

4. 记录用氧时间及流量，将氧气记录卡挂在“四防”牌旁。

5. 加强巡视，根据医嘱调节流量时，先将鼻塞移离鼻孔。

6. 停用氧气时，先向病人解释，拔出鼻塞，关闭氧气阀，记录停止用氧时间。

四、注意事项

1. 严格遵守操作规程，注意用氧安全，切实做好“四防”，即防震、防火、防热、防油。

2. 使用氧气时，应先调节流量而后应用。停用或调节流量时，先拔出鼻管，以免大量氧气突然冲入呼吸道而损伤肺组织。

3. 在用氧过程中可根据病人脉搏、血压、精神状态、皮肤颜色及湿度、呼吸方式等有无改善来衡量氧疗的效果，调节氧流量。

4. 持续氧气吸入者，每日更换氧气管和蒸馏水。

5. 注意氧气吸入的浓度：低于25%的氧浓度，则和空气中的氧含量相似，无治疗价值；高于70%的氧浓度，持续时间超过1～2天，则会发生氧中毒。氧浓度的计算方法为吸氧浓度（%）：21＋4×氧流量（L/min）。

第四节　中心吸痰

一、目的

为防止病人发生吸入性肺炎、呼吸困难、发绀，甚至窒息，及时吸出呼吸道的分泌物，保持呼吸道通畅。

二、适应症

吸痰适用于危重、老年、昏迷及麻醉后病人。因咳嗽无力、咳嗽反射迟钝或会厌功能不全导致痰液不能咳出或呕吐物误入气管病人。

三、方法

1. 备齐用物 吸痰器一套，治疗盘内放治疗碗 3 个（一个盛生理盐水，一个盛吸痰管 2 根纱布一块，一个盛 1000mg/L 的含氯消毒液）；必要时备开口器、舌钳、手电、听诊器、携至床旁，查对床号、姓名。招呼病人，说明目的，挂消毒液瓶于床头。

2. 准备吸痰器，接好中心吸引，检查吸引器连接是否正确，是否密闭。

3. 摆好病人体位，头转向操作者一面，必要时翻身拍背，有利于痰液吸出。

4. 右手戴手套，将吸引器管与吸痰管连接，检查导管是否通畅及吸力大小。

5. 左手用压舌板帮助病人张口，将吸痰管插入病人口腔、咽喉，抽吸痰液，并间断吸取生理盐水，冲洗吸痰管，反复插入吸净痰液。换另一根吸痰管，从鼻腔缓缓插入气管，注意按压进管，左右旋转变换位置，自下而上，吸净痰液。

6. 吸痰完毕后，冲洗导管，分离吸痰管，并将吸痰管置于盛含氯消毒液的治疗碗内，撤离墙上吸引，再将玻璃接头置于消毒液瓶内。

7. 用纱布擦净病人口角的分泌物，用手电筒观察病人口腔黏膜有无损伤。

8. 让病人舒适卧位，评估吸痰效果。

四、注意事项

1. 一个执行无菌操作，治疗盘内吸痰用物每天更换 1—2 次，吸痰导管每次更换，同时做好口腔卫生护理。

2. 密切观察病情变化，当发现喉头有痰鸣音或排痰不畅时，应及时吸出。同时观察吸痰前后的呼吸情况，注意吸出痰液的颜色、性质、黏稠度及量。

3. 插入吸痰管时，一手将导管末端折叠，以免负压吸附黏膜，将导管插入口腔咽部后放松导管吸尽分泌物，然后再深插进入器官吸引。

4. 吸痰时动作要轻柔，从深部向上提拉，左右旋转，吸净痰液，如果出现咳嗽剧烈，宜稍息片刻。

5. 每次吸痰的时间不超过 15 秒，以免引起缺氧。每次导管退出后应用生理盐水抽吸冲洗，以免痰液堵塞导管。

6. 如口腔吸痰有困难可由鼻腔吸引。吸痰器的储液瓶内液体应及时消毒处理、倾倒。

第五节　超声雾化器的应用

一、目的

雾化吸入是应用超声波声能，使药液变成细微的气雾，再由呼吸道吸入，达到以下目的：

1. 治疗呼吸道感染，消除炎症，减轻咳嗽，稀化痰液，帮助祛痰。

2. 改善通气功能，解除支气管痉挛，使气道通畅。

3. 预防呼吸道感染，常用于胸部手术前后。

4. 湿化呼吸道，配合人工呼吸器使呼吸道湿化。

5. 治疗肺癌，应用抗肿瘤药物的局部治疗。

二、方法

1. 评估病人，备好药物，向病人说明目的及注意事项，取得配合。

2. 把主机和附件接好，雾量调节旋钮旋至最小，定时器应指向“OFF”外。

3. 取下药杯装置和上盖，向水箱内注入450ml净水，使浮子浮起。

4. 将需要的药液倒入药杯，并检查是否有渗透现象，把药杯装置在水箱上。

5. 盖好上盖连接好螺纹管及面罩。

6. 接通电源，顺时针旋转定时器预定时间。表示机器开始工作。

7. 调节雾量，直到满足需要。

8. 达到预定时间，定时器自动返回“OFF”外，机器停止工作。

三、注意事项

1. 吸入的药物是水溶剂，并注意不使患者过敏。

2. 面罩、螺纹管、药杯等应用化学法消毒，切不可高温消毒。

3. 水箱应装入净水，最好是蒸馏水，以免换能片结垢影响性能。

4. 药剂和水都装好后应盖好上盖，方可调节雾量以免药剂喷出机外。

5．机器用后应倒掉水箱中的水，并用纱布擦净换能片的积水。

6．使用中应保持水箱中的水量不少于 450ml，否则机器不能正常工作。

7．冬季使用时，水箱中的水温不低于 150℃，否则会影响雾化效果。

第六节 智能化自动输液泵的应用

一、目的

智能化自动输液泵是一种性能安全可靠并有微机精确控制输液速度和输液量的高科技医疗器械。它以线性蠕动泵作为动力源，把光、电与微机硬、软件巧妙地结合起来，具有多种警报系统，提高了输液的安全性、可靠性，减少了护理人员的劳动强度，提高了护理技术水平，稳定了输液速度，保证药物按时、按量输入。主要用于升压药物、抗心律失常药物、婴幼儿输液和静脉麻醉等。

二、方法

1．按一般静脉输液准备好物品，排除输液器内所有气泡，关闭输液器上的调节夹，由下至上安装输液器并使其完全置入输液泵槽内，关上泵门，打开输液器上的调节夹。

2．按 ON-OFF/CHARGE 键开动输液泵。

3．按 PRIRATE 键并在键盘上输入所需要的输液速度（ml/h）。

4．按 PRIVTBI 键并在键盘上输入所需要的输液量（ml）。

5．检查上述步骤，确定输液速度、输液量设置正确，按 PR/START 键开始输液。

6．按 STOP 键停止输液。

7．按 ON-OFF/CHARGE 键关闭输液泵。

8．在拔出针头之前先关闭输液器上的调节夹。

9．打开输液泵的泵门，按压红色安全夹使它固定在开放状态。

10. 确定输液器中没有液体流动，从泵上卸下输液器。

三、注意事项

1．认真评估病人，根据病人的具体情况及要求 严格配置药物。

2．仔细阅读输液泵使用说明书，掌握使用方法和操作规程。

3．输液过程中，注意观察，及时发现各种故障，掌握处理方法。

4．当红色灯报警并显示[AIR]时，表示“气泡报警”，应检查输液器内有无气泡，液体是否走空，输液器安装是否正确；当显示[OCCLUSION]表示“阻塞报警”，应检查输液器的添加剂是否打开，输液器是否扭曲，输液器内是否有污物堵塞等；当显示[DOOROPEN]表示“泵门打开报警”，应检查泵门，完全关好；当显示[BAqTERYLOW]表示“电池电压低报警”，应将泵上的电源插头接到交流电源插座上。

5．当黄色灯报警并显示[STOPPED]，表示输液泵停止输液达 2 分钟以上。

6．妥善保管，不要自行拆开。

第七节　冷热疗技术

一、热疗法

（一）热疗法的目的

1．促进浅表炎症的消散和局限　热可使局部血管扩张，改善血液循环，增强新陈代谢和白细胞的吞噬作用。

2．减轻深部组织的充血 温热作用可使局部血管扩张，减轻该处深部组织的充血。

3．缓解疼痛　温热刺激能降低痛觉神经的兴奋性，改善血液循环，减轻炎性水肿，解除局部末梢的压力，使肌肉、肌腱和韧带组织松弛，从而缓解疼痛。

4．保暖　温热可促进血液循环，使病人感到温暖舒适。

（二）热疗法的禁忌证

1．急腹症未明确诊断前　以防用热后缓解疼痛，掩盖病情而贻误诊断和治疗。

2．面部危险三角区感染时　因面部危险三角区血管丰富，且和颅内海绵窦相通，热疗可使该处血流量增多，导致细菌毒素进入血循环，促进炎症扩散，造成颅内感染和败血症。

3．各种脏器内出血时　因用热可使局部血管扩张，增加脏器的血流量和血管的通透性而加重出血。

4. 软组织损伤或扭伤早期　软组织损伤或扭伤后 24～48 小时内，如局部用热可促进血液循环，从而加重皮下出血、肿胀和疼痛。

（三）操作方法与注意事项

1. 热水袋热敷法　用于保暖、解痉和镇痛。

（1）用物：热水袋及套、水罐内盛热水、水温计。

（2）操作要点：①检查热水袋有无破损，测水温，调节至 60~70℃；②将热水灌入热水袋容积的 1/2～1/3 满，排气后拧紧塞子，擦干后倒提抖动并轻轻挤压检查是否漏水，无漏水后放入布套内，系好带子；③置热水袋于所需部位，并告知病人注意事项；④热水袋使用结束，将水倒净、倒挂晾干后，吹气旋紧塞子存放于阴凉处。布套清洁晾干后备用。

（3）注意事项：①使用热水袋时要严格交接班并经常巡视，观察局部皮肤，严防烫伤，如发现局部潮红，应立即停止使用，并在局部涂凡士林，以保护皮肤；②使用中如需保持一定温度，应及时更换热水；③热水袋直接接触病人皮肤，在套外包大毛巾，以免烫伤；④小儿、老年人、昏迷、麻醉未清醒、末梢循环不良者，应用热水袋时，水温不应超过 50℃。

2. 红外线灯照射法　用于消炎、解痉、镇痛、促进创面干燥结痂和肉芽组织生长。

（1）药物：红外线灯（根据需要选用不同功率的灯泡，手足等小部位以 250W 为宜；胸、腹、腰、背部等部位可用 500～1000W）。

（2）操作要点：①向病人说明治疗的目的及有关注意事项，如治疗过程中感觉过热、心慌、头晕等，应及时告诉医护人员；②协助病人取舒适体位，暴露治疗部位；③将灯光移至治疗部位的斜上方或侧方，有保护罩的灯光可垂直照射；④灯距一般为 30～50cm，时间 20～30 分钟，照射结束让别人休息 15 分钟后离开治疗室，以防感冒。

（3）注意事项，①照射过程中应使病人保持舒适、稳定的体位；②照射面颈及前胸时，应注意保护眼睛，可用湿纱布遮盖眼部或戴有色眼镜；③照射过程中随时观察局部反应，以皮肤出现桃红色的均匀红斑为合适温度，如出现紫红色，应立即停止照射，局部涂凡士林，以保护皮肤。

3．鹅颈灯照射法　利用红外线、可见光线的辐射热产生效应，操作要点及注意事项同红外线灯。

4．一般湿热敷法　用于消炎、消肿、解痉和镇痛。

（1）药物：治疗盘内盛小盆热水、敷布 2 块、敷钳 2 把、凡士林棉签、纱布、大毛巾、橡胶单、治疗巾、水温计。

（2）操作要点：①备齐用物携至病人床边核对解释以取得合作，必要时用屏风遮挡病人；②热敷局部：敷布放入热水盆中，水温调至 50~60℃，暴露治疗部位，下垫治疗巾与橡胶单、局部涂凡士林，盖上单层纱布，以保护皮肤，用敷钳拧干敷布，以不滴水为宜，抖开敷布以手腕掌测试温，将敷布敷于大毛巾；③更换敷布：每 3～5 分钟更换敷布一次，热敷时间一般 15～20 分钟（或按医嘱）。用热源维持水温或及时更换盆内热水，也可酌情在敷布上放热水袋以保温；④热敷结束后揭开纱布，擦去凡士林，整理床单元，清理用物。

（3）注意事项：①注意观察局部皮肤的颜色，防止烫伤；②伤口部位进行湿热敷应按无菌操作执行。热敷结束后，按换药法处理伤口；③面部湿热敷者，敷后 15 分钟方能外出，以防感冒；④操作过程中，了解病人感受及需要，并给予及时处理。

5．热水坐浴法　常用于术后、会阴和肛门疾病。可减轻盆腔、直肠器官的瘀血，减轻或消除局部组织充血、炎症、水肿和疼痛，使局部清洁、舒适。

（1）用物：坐浴椅或坐浴盆（常用 1:5000 高锰酸钾溶液）、水温计、无菌纱布、屏风等，必要时备换药用物。

（2）操作要点：①携用物至床旁，向病人解释坐浴的目的、方法，以取得合作；②用屏风遮挡，协助病人排便，洗净双手；③将浴液倒入盆内至 1/2 满，水温调至 40-45℃；④协助病人退裤至膝部，先用纱布蘸拭，使臀部皮肤适应水温后再坐入盆中，随时调节水温，添加热水时嘱病人偏离浴盆；⑤坐浴时间 15～20 分钟。坐浴结束后，用纱布擦干臀部，清理用物。

（3）注意事项：①坐浴过程中，应注意病人安全，随时观察病人面色和脉搏，如诉乏力、头晕等，应立即停止坐浴；②如会阴和肛门部位有伤口，应备无菌浴盆和浴液，坐浴后按换药法处理伤口；③女病人月经期、妊娠后期、产后2周内，阴道出血和盆腔急性炎症者不宜坐浴，以免引起感染；④冬天注意保暖，避免病人受凉。

二、冷疗法

一、目的

1．制止炎症扩散　冷疗可使局部毛细血管收缩，血流减慢，降低细胞的新陈代谢和微生物的活力，从而限制炎症的扩散。

2．减轻局部组织充血和出血　冷疗可使毛细血管收缩，从而减轻局部充血和出血，常用于鼻出血和局部软组织损伤的早期。

3．减轻疼痛　冷疗可抑制细胞的活动，使神经末梢的敏感性降低，从而使疼痛减轻。

4．降温　冷直接和皮肤接触，可使体内的热通过传导散发，常用于高热、中暑病人的降温，还可用于脑外伤、脑缺氧的病人，通过局部或全身降温，减少脑血管需氧量，从而利于脑细胞功能的恢复。

（二）禁忌证

（1）组织破损及慢性炎症：用冷可使局部毛细血管收缩，血流量减少，组织营养不良，影响伤口愈合及炎症吸收。

（2）局部血液循环不良：用冷疗可加重血液循环障碍，导致局部组织缺血缺氧而变性坏死。

（3）对冷过敏者，如用冷后可出现皮疹、关节疼痛、肌肉痉挛等现象。

（4）下列部位禁用冷疗：①枕后、耳廓、阴囊处：用冷易引起冻伤；②心前区：冷易引起反射性心率减慢或发生心律失常；③腹部：用冷易引起腹泻；④足底：用冷可使末梢血管收缩而影响散热或反射性地引起一过性的冠状动脉收缩。

（三）方法

冷疗有局部用冷和全身用冷两种方法，全身用冷反应强，局部用冷反应弱，临床上根据本人病情和治疗要求选用不同的冷疗方式，以达到预期目的。

1．局部制冷法　利用制冷物质，通过传导散热。多用于降温缓解局部疼痛和减少出血。

（1）局部用冷法有冰袋、冰帽和冰槽。

1）普通冰袋：方法是将核桃大小的冰块装入冰袋内 2/3 满，排气后夹紧袋口，检查无漏气后装入布袋中，放入病人所需处，高热降温时冰袋置于前额、头顶、侧颈；腋下、腹股沟。扁桃体术后放前颌下，可减少出血。

2）化学冰袋：是一种无毒无味的冰袋，内装有凝胶或其他化学的冰冻介质，使用时将化学冰袋放入冰箱中吸冷，由凝胶状态为固态，取出后置于所需部位，在常温下吸热，再由固态变为液态，可反复使用。

3）冰帽与冰槽：常用于头部降温，可防止脑水肿，降低脑细胞代谢，减少其需氧量，提高脑细胞对缺氧的耐受性。

（2）局部用冷的注意事项；①随时观察冰袋有无漏水、冰块是否融化，应及时更换；②注意用冷局部的血液循环情况，如出现皮肤苍白、青紫或麻木，应立即停止用冷；③用冷 30 分钟后测体温，如体温低于 39℃，可取下冰袋。

2．全身用冷法　冰块酒精和温水擦浴法，多用于高热病人降温。

（1）酒精擦浴：通过蒸发和传导散热，用于高热病人降温。使用 25%～35%酒精 100～200ml，温度 27～37℃，以离心方向擦拭四肢及背部，每个肢体及背部各擦 3 分钟。擦拭前将冰袋置于病人头部，以减轻头部充血，防止头痛，并助降温；热水袋置于足底，使病人舒适。擦拭完毕，取下热水袋，30 分钟后测量体温并记录，如体温低于 39℃，可取下冰袋。

（2）温水擦浴：盆内盛 27～37℃温水，2/3 满，其他用酒精擦浴。

（3）注意事项：①酒精温度应接近体温，避免冷刺激使大脑皮质更加兴奋，横纹肌收缩致使体温继续上升；②擦浴时，应以拍拭方式进行，拭腋窝、腹股沟、腘窝等血管丰富处，应适当延长时间，以利于散热；③擦拭上肢顺序：自颈部侧面→上臂外侧→手背；自侧胸→腋窝→上臂内侧→手掌；同法擦对侧各 3 分钟；④擦拭下肢顺序：自髂骨→大腿外侧→足背；自腹股沟→大腿内侧→内踝；自腰部→大腿后侧→腘窝→足跟；⑤禁擦后颈、胸前、腹部和足底，以免引起不良反应；⑥擦浴过程中，应随时观察病人情况，如出现寒战、面色苍白、脉搏及呼吸异常时，应立即停止，并及时与医生联系；⑦擦拭后 30 分钟测体温并记录，如体温降至 39℃以下，即可取下头部冰袋。

第四章 症状护理常规

第一节 恶心、呕吐护理常规

【护理评估】

1. 评估呕吐的时间、性质、呕吐物的性状和量，以往有无同样发作史，与进食、饮酒、药物或毒物、精神因素等的关系。

2. 观察有无腹痛、腹泻或便秘，头痛、眩晕等伴随症状。

3. 评估腹部体征，如胃肠蠕动波、腹部压痛、反跳痛、肌紧张、腹部包块、肠鸣音、振水音等。对于频繁、剧烈呕吐者，评估血压、尿量、皮肤弹性及有无水、电解质平衡紊乱等症状。

【护理措施】

1. 呕吐时，给予身体支持和心理安抚。对于意识清醒者，扶住患者的前额或给予身体支撑，防止因头晕、乏力、虚弱等发生跌倒；对于意识障碍者，保持呼吸道通畅，防止呕吐物误入呼吸道而造成窒息。

2. 观察呕吐物颜色、性状和量，必要时采集标本送检。

3. 患者呕吐后，及时帮助患者漱口，保持口腔清洁和舒适。更换因呕吐污染的衣、被，整理周围环境，避免不良刺激。

4. 频繁呕吐者，防止呕吐物污染衣、被。

5. 针对引起呕吐的不同原因实施针对性护理。妊娠呕吐者，鼓励孕妇少食多餐；精神因素或条件反射引起呕吐者，应尽量避免引起呕吐因素。呕吐较轻者，可进食清淡食物，鼓励口服补液；呕吐剧烈者，宜禁食，并卧床休息。避免食用刺激性大的食物，如咖啡、浓茶、过冷、过热、油炸、辛辣等食物。

第二节 腹泻护理常规

【护理评估】

1. 对于急性腹泻者，注意流行病学调查评估，鉴别是否为病毒性肠炎、急性细菌性痢疾、细菌性食物中毒、伤寒或副伤寒、霍乱或副霍乱等。询问既往史、诊断及治疗经过。

2. 询问腹泻是否与摄入可能致敏食物、长期应用抗生素或糖皮质激素、大手术后及其他疾病有关。

3. 评估每天排便次数、质量及性状。

4. 测量体温、脉搏、呼吸、血压等生命体征。评估患者有无发热、脱水、营养不良、贫血、皮疹、黄疸、关节肿胀、手足搐搦等。

【护理措施】

1. 确诊为传染病者，按传染病疫情管理办法进行报告及隔离。

2. 鼓励口服补充营养和水分。饮食宜清淡、易消化、无刺激性。严重腹泻者应暂时禁食。

3. 便后及时用温水清洗或毛巾擦净肛门周围。腹泻次数过多者，可涂蓖麻油保护肛门周围皮肤。

4. 保持床单清洁、干燥。及时、准确采集大便标本。

第三节 咳嗽、咳痰护理常规

【护理评估】

1. 评估咳嗽的性质、音色、持续时间、发作程度及频率。观察痰的性状和量。

2. 询问患者既往健康状况，评估有无长期大量吸烟和有害粉尘、有害气体吸入史。

3. 评估咳嗽、咳痰是否与体位、气候变化有关。

4. 观察有无发热、胸痛、呼吸困难、发绀、体重减轻等情况。

【护理措施】

1. 咳嗽剧烈且频繁者，宜取坐位或半坐卧位休息。

2. 无心、肝及肾功能障碍患者，鼓励其每日饮水量＞1500ml，适当增加蛋白质、维生素的摄入。

3. 对于咳嗽、咳痰无力者，遵医嘱采用胸部物理治疗。

4. 及时收集痰标本送检。

第四节　呼吸困难护理常规

【护理评估】

1. 仔细观察呼吸困难发作的情况，有无伴随症状，如咳嗽、咯血、胸痛、心悸、发热、喘鸣、下肢水肿等。

2. 评估呼吸的频率、深度及节律，观察面色、神志等变化。

3. 对重度呼吸困难者，评估有无焦虑和恐惧。

【护理措施】

1. 协助患者取坐位或半卧位。

2. 保持温湿度适宜，空气洁净清新，避免和去除诱发因素。

3. 遵医嘱吸氧。

4. 定时翻身、拍背，排痰，遵医嘱雾化吸入，保持呼吸道通畅。

5. 观察神志，呼吸频率、深浅度、节律，皮肤黏膜、球结膜颜色，尿量，水、电解质、酸碱平衡情况，准确记录出入量。

6. 遵医嘱应用呼吸兴奋剂、支气管解痉药、抗生素，注意观察用药后反应，以防药物过量。

7. 对烦躁不安者注意患者的安全，慎用镇静剂，以防引起呼吸抑制。

8. 去除紧身衣服和厚重被服，减少胸部压迫。

9. 备好吸痰器和抢救物品。必要时采用机械通气辅助呼吸。

【健康指导】

1. 给予高蛋白、多纤维素、高热量、易消化的饮食，少食多餐。

2. 防止剧烈活动，避免剧烈咳嗽，适当锻炼，增强机体抵抗力。

3. 提倡健康的生活方式，戒烟，预防呼吸道感染，保持良好的心理状态。

第五节 水肿护理常规

【护理评估】

1. 询问水肿发生的时间、最初出现的部位，发展速度及性质。

2. 评估有无伴随症状和体征，如高血压、蛋白尿、血尿、心脏增大、心脏杂音、肝大等。

3. 评估水肿与药物、饮食、月经、活动、体位等的关系。

4. 测量患者的生命体征、体重、腹围等。

5. 观察有无呼吸困难、发绀等。

【护理措施】

1. 给予清淡、易消化的食物，少量多餐，同时避免摄入产气食物。营养不良性水肿患者，鼓励摄入高蛋白、丰富维生素的食物。

2. 限制钠盐及水分的摄入。轻度水肿者，钠盐摄入量一般限制为＜5 g /d；重度水肿者，限制为＜1 g /d。水肿消失后，宜维持低盐饮食，即＜2 g /d。心源性水肿者，应限制水分的摄入，一般患者摄入量为 1.5～2.0L/d，夏季可增加至 2～3L/d。

3. 轻度水肿患者应适当限制活动，重度水肿者应卧床休息。

4. 注意更换体位，避免局部长期受压。必要时用气垫床，并给以适当按摩，避免皮肤破溃。

5. 保持患者床单位清洁、干燥、平整、松软，宜穿质地柔软、吸汗性强的衣服。

6. 保持皮肤黏膜的清洁，特别是口腔、眼睑、会阴等部位的清洁。

7. 水肿与药物有关者，遵医嘱停用药物，水肿并有呼吸困难者，给予氧气吸入。

第六节 压疮护理常规

【护理评估】

1. 评估患者有无长期卧床、肥胖、营养不良、水肿、大小便失禁、活动受限、感觉障碍、意识障碍等压疮发生的高危因素。

2. 观察患者局部有无红、肿、热、触痛，特别是压疮易发部位，如骶尾部、股骨大转子、髋部、肩胛部、肘部、内外踝部、足跟部、耳廓、枕部，或是否已有皮肤完整性受损的情况。

3. 评估患者压疮预防措施的应用情况，如更换体位、使用气垫床等。

4. 根据压疮的分期，科学评估压疮的病变程度。

【护理措施】

1. 改善营养状况，纠正低蛋白血症，给予高热量、高蛋白、高维生素饮食。对进食困难者，采取胃肠外营养、深静脉营养等措施。

2. 避免局部长时间受压

（1）对于长期卧床、大手术后、年老等不便翻身的患者应睡气垫床，以缓解局部压力。

（2）定时变换体位，每 2 小时 1 次翻身，避免骨隆突处长时间受压。

（3）促进局部血液循环，给予温水擦浴和局部按摩。

3. 避免皮肤受潮湿、摩擦等不良刺激

（1）保持床单平整、干燥、无屑。

（2）翻身时，动作应轻巧，避免推、拉、拖等动作产生摩擦力和剪切力。

（3）及时擦干汗液、尿液，更换潮湿衣服

4. 根据压疮的分期给予护理

（1）Ⅰ期，以缓解局部压力和保持皮肤清洁、干燥为主，切勿按摩。

（2）Ⅱ期，用生理盐水清创后，保持创面无菌、湿润，避免受压。

（3）Ⅲ期，以清除坏死组织，促进组织生长为主。

（4）Ⅳ期，护理的关键是清除坏死组织，保持瘘管内渗出物引流通畅。

第七节　疼痛护理常规

【护理评估】

1. 评估疼痛的部位、发作的特点、性质与强度、有无牵涉痛等。

2. 了解诱发疼痛或加重疼痛的因素。

3. 观察疼痛时有无伴随症状，如发热、寒战、呕吐、吞咽困难、咳嗽、皮疹、血尿、视力障碍、呼吸困难等。

4. 监测生命体征。

5. 询问疼痛史或疾病史，如脑部疾病、腹部化脓性感染、手术、心脏病史等。

6. 检查疼痛部位有无红、肿、热，有无外伤，有无颈、锁骨上、腋窝淋巴结肿大。评估腹部有无包块、压痛、反跳痛，有无机体活动受限、关节功能障碍等。

7. 评估患者精神心理状态，有无紧张、焦虑、睡眠障碍等。

【护理措施】

1. 保持病室安静，帮助患者采取舒适体位，减轻疼痛。

2. 积极做好心理疏导，指导患者分散注意力、自我放松，给予心理支持，缓解疼痛。

3. 给予任何有创伤性检查或治疗之前，应评估患者的耐受程度，向患者说明检查或治疗目的、操作过程及配合安全感。

4. 遵医嘱给予缓解疼痛药物，并及时评估疼痛缓解的程度。提高患者对疼痛的耐受力。

第八节　颅内高压护理常规

【护理评估】

1. 评估患者的生命体征，包括体温、脉搏、呼吸、血压、瞳孔、神志及尿量。

2. 仔细观察有无疼痛、呕吐等，注意呕吐物的性状。

3. 观察是否有脑疝的形成，如出现两侧瞳孔不等大、脉搏缓慢、意识模糊、剧烈头痛、喷射状呕吐等。

【护理措施】

1. 绝对卧床休息，宜抬高头部 15°～30°，头偏向一侧。

2. 吸氧。

3. 保持呼吸道通畅，及时吸痰、拍背、避免头部屈曲。遵医嘱给予雾化吸入。必要时做好气管切开的准备。

4. 遵医嘱应用脱水、利尿剂，控制液体总摄入量。应用脱水剂时，静脉滴注速度应按要求执行，并防止液体外渗或外漏。

5. 保持大便通畅。

6. 高热按高热护理常规。

第九节　高热护理常规

【护理评估】

1. 评估体温、脉搏、呼吸、血压。注意发热的特点及伴随症状，观察皮肤有无皮疹、出血点、麻疹、瘀斑、黄染等。

2. 评估患者的意识状态。

3. 评估皮肤的温度、湿度及弹性。

【护理措施】

1. 休息与环境：高热期间卧床休息。对于烦躁不安、神志不清、谵语、惊厥者，加床栏，防止坠床，必要时使用约束带。保持室内空气新鲜，定时开窗通风，但注意勿使病人着凉。

2. 给予高蛋白、高热量、丰富维生素的易消化食物，少食多餐。鼓励患者多饮水，保证每日液体入量达 3000ml 以上，出汗多时注意补充含盐饮料。

3. 对体温在 39℃以上者，可施行物理降温。在头部、腋下与腹股沟等大血管处置冰袋或采用 32～36℃的温水擦浴（血液病患者除外），或采用冷盐水灌肠。如患者出现颤抖，应停止降温。

4. 经物理降温无效者，遵医嘱给予药物降温。但对原因不明的高热，慎用药物降温。对年老、体弱及婴幼儿应注意药物剂量。

5. 高热期间，监测体温、脉搏、呼吸、血压每 4 小时 1 次，必要时随时测量。物理降温后半小时，及时测量体温并记录。

6. 保持口腔和皮肤清洁，保持衣着及被盖适中。大量出汗时，及时更换衣服。体温骤降时，应给予保暖，避免直接吹风，防止着凉。

7. 心理护理：注意病人的心理变化，及时疏导，保持病人心情愉快，处于接受治疗护理最佳状态。

8. 及时采集各种标本

第十节　惊厥护理常规

【护理评估】

1. 询问患者过去有无类似的发作史，是否有诱发惊厥的相关脑部疾病或全身性疾病。

2. 评估患者惊厥类型、持续时间和发作频率。

3. 评估体温、脉搏、呼吸、血压及意识状态的变化。

4. 观察患者有无黄疸、皮疹、脱水等。

5. 评估惊厥有无伴随症状，如发热、高血压、瞳孔扩大、舌咬伤、剧烈头痛等。

【护理措施】

1. 病室环境宜安静、光线稍暗。集中安排患者的各种检查、治疗和护理，以免诱发惊厥。

2. 惊厥发作时患者宜解开衣领，取平卧位、头偏向一侧，保持呼吸道通畅，用包好的压舌板放入口腔内，以防舌咬伤。

3. 对有惊厥发作史的患者应设床栏，必要时给予约束。惊厥发作时，切勿用力牵拉或按压患者肢体。

4. 抽搐严重及发绀者，给予吸氧。有痰时，及时给予吸痰。随时做好气管插管或切开等急救准备。

5. 遵医嘱及时给予抗惊厥药物，观察生命体征变化和惊厥缓解情况。

6. 备好急救用品，如有吸引器、张口器、拉舌钳等。

第十一节　咯血护理常规

【护理评估】

1. 评估患者有无易引起咯血的基础疾病，如支气管、肺部疾病、心血管疾病、血液病史等，询问以往有无咯血史、有无不良嗜好，注意咯血的诱因。

2. 仔细观察咯血量、颜色、持续时间及频率。

3. 评估咯血有无伴随症状，如心慌、头晕、气短、发热、胸痛、呛咳、皮肤黏膜出血、黄疸、贫血等。

4. 评估生命体征、意识状态、肺部体征及全身营养状况。

5. 观察再咯血征象及窒息的先兆，如胸闷、气促、呼吸不畅、情绪紧张、面色灰暗、喉部有痰鸣音等提示有再咯血的可能；如喷射性大咯血突然停止，提示可能为窒息所致。

【护理措施】

1. 患者咯血量少时，适当休息；大量咯血时，绝对卧床休息，宜去枕平卧，头偏向一侧或取患侧卧位；躁动不安者，加床栏。

2. 大咯血时禁食。咯血停止后，可给温热的流质或半流质，避免进食刺激性食物和粗糙的食物。

3. 及时发现再咯血和窒息的先兆，及时通知医生，做好抢救准备。

4. 大咯血的护理：

（1）护士守护床旁，细心安抚患者，消除焦虑、恐惧心理，鼓励病人将血轻轻咳出，不可屏气，保持呼吸道通畅。

（2）发现患者突然大咯血，如现场无任何抢救设备，应立即将患者上半身移向床边，取俯卧朝下倾斜体位，轻拍背部，或抬起患者下半身呈倒立位，使躯体与床面呈 45°，托起头部向背侧稍屈曲，撬开牙关，清除口腔内血块，轻拍背部，以清除咽部积血。

准确记录出血量和每小时尿量。

（3）备齐急救药品、物品和器械，将患者平卧，撬开牙关，迅速行口腔、咽部负压吸引，吸出血液和凝块。

（4）若吸引无效，立即准备和配合行气管插管或气管切开。

5. 遵医嘱应用止血药物，观察药物疗效和副作用。

6. 咯血停止且病情稳定后，向患者讲解如何避免咯血的诱因，预防再咯血。

【健康指导】

1. 合理饮食，忌辛辣、油腻、坚硬过咸的食物，加强营养。

2. 防止剧烈活动，避免剧烈咳嗽，适当锻炼，增强机体抵抗力。

3. 提倡健康的生活方式，戒烟，预防呼吸道感染，保持良好的心理状态。

第十二节　弥散性血管内凝血护理常规

【护理评估】

1. 评估是否存在易引起弥散性血管内凝血（DIC）的基础疾病。

2.评估出血倾向，如患者出现自发性、多发性出血，部位遍及全身，皮肤黏膜、伤口及穿刺部位，或出现内脏出血、颅内出血等。

3.评估休克或微循环衰竭的表现，如血压下降、四肢厥冷、少尿、呼吸困难、发绀及神志改变等。

4.评估微血管栓塞表现，如浅层栓塞，表现为皮肤发绀，进而坏死、脱落，器官栓塞，可出现急性肾衰竭、呼吸衰竭、意识障碍、颅内高压综合征等。

5.评估微血管病性溶血表现，如呈进行性贫血。

【护理措施】

1.患者绝对卧床休息，使用床帘，防止坠床。

2.给予高蛋白、丰富维生素、易消化的流质、半流质饮食。消化道出血时，应禁食；昏迷患者给予鼻饲。

3.做好口腔、皮肤护理。

4.有广泛性出血倾向时，延长穿刺部位压迫的时间；鼻出血时，可用0.1%的盐酸肾上腺素棉球或碘仿纱布填塞鼻腔；高热时，禁用酒精物理降温。

5.应用抗凝剂期间，密切观察出血症状，及时采集标本。同时备好鱼精蛋白，以便对抗肝素使用过量。

备齐抢救药物和器械，随时准备抢救患者。

第十三节　休克护理

【护理评估】

1.严密观察患者的生命体征、神志，有无烦躁、焦虑、表情淡漠、意识模糊及昏迷等变化。

2.评估患者精神状态、皮肤的色泽、温度、湿度、是否有出血点、瘀斑、口唇、甲床有无发绀，四肢是否厥冷，了解微循环灌流情况。

3.评估水、电解质及酸碱失衡，如有无口渴、恶心、呕吐、皮肤弹性改变、呼吸气味和节律改变等。

4. 对于创伤性休克患者，评估伤口出血；感染性休克者，重点观察体温；心源性休克者，观察心率和心律变化。

【护理措施】

1. 患者取中凹位，头部和下肢适当抬高30℃与平卧位交替，以减轻头部缺血、缺氧，改善呼吸，促进末梢循环。对躁动患者使用床栏或约束带，防止坠床。

2. 保暖，防止寒冷加重循环衰竭。使用热水袋时，水温不应超过50℃，防止烫伤。

3. 吸氧，保持呼吸道通畅。有义齿者，取出义齿，抽搐频繁者，使用牙垫，防止咬伤舌头，及时吸痰、拍背，预防吸入性肺炎。

4. 建立静脉通路，补充血容量，维持体液平衡。合理安排输液顺序和正确调整补液速度。正确使用药物，观察药物副反应。

5. 用升血压药期间，密切观察血压变化，防止液体外漏。

6. 备齐抢救用品，病情变化及时报告医师予以立即处理。

第十四节　昏迷护理

【护理评估】

1. 询问患者家属或知情人发病前状况，有无急性感染、高血压、冠心病、糖尿病、肝病、肺源性心脏病、肾炎，以及是否使用麻醉性药物等。

2. 评估患者的体温、脉搏、呼吸、血压，注意呼气中有无异味。

3. 检查瞳孔大小、对光反射，以及两侧是否对称，检查眼底有无改变、皮肤色泽、肢体温度等。

4. 检查有无颅脑外伤，有无耳、鼻出血、舌咬伤等。

5. 检查有无深、浅反射异常，有无瘫痪、脑膜刺激征等。

6. 观察呕吐物、排泄物、引流物的性状。

【护理措施】

患者取平卧，头偏向一侧，取下活动义齿，松开衣领，保持呼吸道通畅，及时吸出口、鼻、喉中的分泌物，分泌物黏稠时给予超声雾化吸入，气管切开者遵循气管切开护理常规。

1. 饮食：按医嘱给予合适的饮食，以高热量，高维生素饮食为主，补充足够的水分。鼻饲者，应注意鼻饲饮食的温度、浓度、剂量等；滴注能力等营养素时，应经常巡视患者，调整合适的速度、温度。并观察有无恶心、呕吐、腹胀、腹泻等症状、及时查明原因；鼻饲患者给药时应研碎调成液态注入。

2. 观察大小便情况，如发生尿潴留，先采用能帮助病人排尿的方法，以减轻病人痛苦，必要时遵医嘱留置导尿管，并做好会阴护理，防止泌尿道感染；大便干结者，按摩腹部或遵医嘱使用缓泻剂。

3. 病床使用床栏。对于躁动不安、谵妄患者，必要时使用约束带，对于痉挛或抽搐者，可用开口器或牙垫置于两齿之间，防舌咬伤，对于舌后坠者，应用舌钳将舌拉出，以防舌根后坠阻碍呼吸，去除发夹、修剪指甲，防止自伤。

4. 保持床单平整、清洁、干燥，每 2 小时 1 次更换体位或翻身，睡气垫床，床上擦浴每天 1 次，保持全身皮肤清洁。病情许可的情况下，给予肢体被动活动，防肢体萎缩和足下垂。

5. 对于眼睑不能闭合者，涂四环素眼膏，每日 2 一 3 次，并用湿盐水纱布盖眼，防止角膜损伤。

6. 口腔护理 3 次 / 日，酌情选用漱口水。对于口唇干裂者，涂润滑油膏，张口呼吸者，以温盐水纱布敷盖口鼻。

7、预防病人肺部感染，保持室内空气流通，每 2～3 小时翻身拍背 1 次，刺激病人咳嗽，并及时吸痰。

8. 保持大小便通畅。对于留置导尿管者，用 1：1000 的苯扎溴胺棉球消毒尿道口 2 次 / 日，及时倾倒尿液和更换尿引流袋。

9. 记录 24 小时出入量，做好床头交接。

10.配备抢救药品和器械。

第十五节 瘫痪病人的护理

【护理评估】

1.肢体感觉、运动受损的部位与程度。

2.受损部位皮肤及肢体的情况。

【护理措施】

1.预防并发症：

（1）预防褥疮：保持床单清洁、平整，每2～3小时翻身1次；可使用气垫床；骨突处，做定时减压，定时协助病人做被动性肢体运动，并保持功能位。

（2）预防泌尿道感染：每日清洗外阴和肛门，保持清洁干燥；排尿困难者，定时按摩膀胱但不可重压；尿潴留者，应在严格无菌操作下导尿，必要时作留置导尿，并鼓励病人多饮水。

（3）预防肠胀气及便秘：鼓励病人多吃水果蔬菜，少食胀气食物，便秘者按医嘱给予缓泻剂。

（4）预防肺部感染：保持室内空气流通，注意保暖，每2～3小时翻身拍背一次，鼓励患者咳痰，保持呼吸道通畅。

2.预防肢体畸形、挛缩，促进功能恢复：

（1）瘫痪肢体要保持功能位置，防止足下垂，可用枕头支撑足掌。

（2）按摩肢体，协助做被动性功能锻炼，每日1～2次，活动量逐渐增加，病人运动功能开始恢复时，应鼓励其早期做肢体及躯干的功能锻炼，并给予指导和协助。

3.安全护理：

（1）预防跌伤：瘫痪伴神志不清者，加用床栏。

（2）预防烫伤：应用热水袋水温不超过50℃，并加盖使用。

（3）预防冻伤：寒冬季节及时采取保暖措施。

第五章　消化系统疾病的护理

第一节　急性胰腺炎

【概　述】

急性胰腺炎是胰酶对胰腺自身消化引起的化学性炎症。常见病因有胆管疾病、酗酒和暴饮暴食、胰管阻塞；也可继发于感染性疾病、腹部手术和外伤、逆行胰胆管造影术后。有少数不明原因的称特发性胰腺炎。

【临床表现】

按病变程度分为水肿型和出血坏死型。急性水肿型胰腺炎以上腹疼痛、恶心、呕吐、发热、尿和血清淀粉酶升高为主要临床表现。出血坏死型胰腺炎的病情严重，发展迅速，腹痛剧烈且持久，发热高而持续不退，可出现低血压或休克猝死及多脏器功能衰竭。

【护　理】

1．一般护理　急性期病人应卧床休息、保证睡眠、减少胰腺负担，增加脏器血流量，促进组织修复。疼痛时除使用解痉镇痛剂外，可取前倾坐位，减轻症状；为减少胰腺分泌，降低胰管内压而行禁食阶段，要保证充足的液体和营养供给，以补充热能和维持血容量。加强口腔护理，减少异味，防止细菌感染和口腔并发症发生。病人因腹痛、发热、口干、精神萎靡、烦躁，不能耐受禁食，应耐心解释，给予安慰，使其了解并配合。

2．胃肠减压的护理　用胃肠减压法吸引胃内容物，可减轻恶心、呕吐、腹胀、腹痛症状，是治疗胰腺炎的常用方法，于症状缓解后停止使用。对置胃管病人护理时应注意：胃管在鼻尖部固定牢固，防止脱管和减少对咽部的摩擦刺激；注意观察引流管是否通畅，可定时冲洗；观察引流液的性状和量并详细记录。胃肠减压抽吸力不可过大，以免造成胃黏膜损伤。减压瓶每日清洗、消毒，防止逆行感染。减压阶段机体丢失大量水分及电解质，易造成脱水、酸碱平衡失调，要密切观察生命体征，准确记录出入量，定时抽血查电解质。

3．症状观察　对于水肿型胰腺炎经禁食、减压、止痛、抗炎等治疗，症状数日即可缓解，血清淀粉酶下降。当腹痛弥漫全腹，发热弛张不退，白细胞计数升高，黄疸加深，有腹肌紧张等腹膜炎症状，血清淀粉酶持续上升或骤然下降，应警惕坏死型胰腺炎并发感染，护士应密切监视病情变化，耐心倾听主诉。发现有明显循环衰竭或主要脏器功能不全表现时，应进行监护治疗。

4. 寻找诱因　治疗后期协助病人寻找诱发胰腺炎的因素，如有无胰腺、十二指肠、胆管的慢性疾病，及早治疗。避免酗酒和暴饮暴食或饥饿后饮食过度，尤其是高脂肪餐。向病人介绍少油、无刺激、易消化的合理食谱，防止复发。

第二节　溃疡性结肠炎

【概　述】

溃疡性结肠炎属非特异性炎性肠病，主要是发生在直肠、结肠黏膜层的炎症。病因不清，可能与自身免疫、感染、遗传、食物过敏、精神及神经因素有关。

【临床表现】

本病多数起病缓慢，因肠黏膜充血、水肿、出血、溃疡致腹泻，大便为黏液脓血便，便次可为数次至20次不等；重症可排血水或全部脓血便。病变累及直肠可有里急后重。痉挛性的左侧或下腹部疼痛为另一重要症状，可于排便后缓解。其他症状有发热、消瘦、贫血、恶心、呕吐、食欲不振、腹胀及乏力等。肠外症状有关节痛、虹膜炎及结节性红斑。

【护　理】

1. 一般护理　病情活动期应卧床休息，以减少肠蠕动、肠痉挛和热能消耗，病情好转可逐渐增加活动。给予营养丰富、易消化、少纤维素的软食，忌冷食与吸烟，避免进食可引起过敏的牛奶和乳制品，急性发作期应禁食或进流食。为使肠道充分休息可行胃肠外高营养治疗。情绪紧张、焦虑可使症状加重，应创造安静舒适的休养条件，保证充足的睡眠。

2. 症状的观察和护理

（1）注意观察腹痛的部位、性质和时间，有无腹部胀气、压痛和反跳痛，扩大的肠襻及肠鸣音是否会减退或消失。及早发现中毒性巨结肠和肠穿孔。

（2）注意观察记录排便次数、性状和量。频繁腹泻、大量便血时，及时报告医生处理。观察生命体征变化，尽早发现水、电解质紊乱或失血性休克。做好肛周护理，便后温水清洗，涂鞣酸软膏加以保护。及时留取大便标本送检，以排除其他肠道感染的可能。

3．药物治疗和护理

（1）解痉止泻药可以减少肠蠕动，用药后要观察腹部体征，有诱发急性肠扩张的可能。

（2）在使用柳酸偶氮磺胺吡啶治疗过程中，注意观察药物的毒副作用。毒副作用有头痛、厌食、恶心、呕吐、腹部不适或皮疹；变态反应有发热、粒细胞减少、再障或自身免疫性溶血。

（3）糖皮质激素类药物能抑制炎症和免疫反应，缓解毒性症状，应遵医嘱准确给药，不可随意增减。此期病人抵抗力下降，有继发感染的可能，应注意防护。

（4）正确掌握灌肠治疗手法。药物保留灌肠，对病变局限在直肠和左侧结肠的轻中型病人疗效较好，常用药物有锡类散、小檗碱、氢化可的松琥珀酸钠。灌肠前向病人做好解释工作，消除紧张情绪，取得配合，并嘱其排便；灌肠时应取左侧卧位，臀部垫枕抬高；护士操作手法要轻柔，灌肠液量最好在 100ml～200ml 之间，温度 37℃，选用粗的导尿管，插入深度大于 15cm，多涂润滑油，尽量减少对局部肠黏膜的刺激，以免增加痛苦，引起排便。进行低压灌肠或缓慢滴入，可延长药液在肠道内的保留时间，有利于肠黏膜充分吸收。

4．注意事项　育龄期妇女病情活动期应避免妊娠，因妊娠期和产褥期可加重病情。硫唑嘌呤等免疫抑制剂可导致胎儿畸形。

第三节　克罗恩病

【概　述】

克罗恩病是一种原因不明的胃肠道非特异性、肉芽肿性全肠壁炎。病变多发生在回肠末端和邻近的结肠，也可侵犯肠道的任何部位，呈节段性分布。病因不明，可能与感染、免疫反应、遗传及精神因素有关。

【临床表现】

本病发病隐匿，病程较长，反复发作，青壮年多见。病情轻重与病变部位、程度有关。主要表现为痉挛性的右下腹及脐周疼痛，排便后缓解；大部分病人病变早期有间歇发作性腹泻，后期为持续性，大便呈糊状无黏液、脓血；因肠道炎症或继发感染可致发热；溃疡穿孔引发内瘘、外瘘、窦道、脓肿是常见表现。因为是慢性病程，还可见消瘦、贫血、低蛋白血症、营养不良及青少年发育迟缓等。

【护　理】

1．一般护理　病情活动期须卧床休息，饮食应给高热能、多维生素、易消化、无刺激的食物。重症者禁食，给予胃肠外高营养治疗，注意水、电解质、微量元素的补充，根据病情逐步过渡到要素饮食。注意口腔护理。对于发热、腹痛、腹泻的病人，注意降温、止痛处理。做好频繁腹泻病人的肛周护理，即以温水清洗、软布擦拭，局部外涂氧化锌软膏或鞣酸软膏，起到减少刺激、消炎、收敛的作用。密切观察大便的性状、量和出血情况，必要时做细菌培养，做好详细记录。本病病程迁延，预后不佳，影响生活质量，病人可产生焦虑心理，应关心、体贴病人，满足其基本生活需求，鼓励其治疗疾病的信心。

2．症状及并发症的观察和护理

（1）腹痛：注意疼痛的性质和伴随症状，持续腹痛伴明显压痛者提示病变侵犯腹膜或脓肿形成；腹痛伴腹胀并出现肠型可因部分或完全性肠梗阻引起；腹痛加剧伴腹肌紧张要警惕急性肠穿孔的可能。应注意听取病人主诉，及时配合医生进行相应的处理。有手术适应证时要做好必要的术前准备。

（2）出血：病变累及十二指肠，可出现上消化道大量出血和黑便；累及直肠、肛门时粪便带鲜血；隐匿、慢性、少量多次出血可致缺铁性贫血。应密切观察出血情况，注意追查大便隐血，观察血压变化。

（3）瘘管形成是本病一大特点，内瘘可在肠段或脏器间形成；外瘘可通向腹壁和肛周；也可形成肛周与直肠脓肿；粪质与肠液自瘘管溢出，引起水电解质紊乱、酸碱平衡失调和营养物质的丢失，肠瘘通向的组织、器官因粪便污染而继发感染。护理中要加强对肠瘘周围皮肤的护理，及时吸尽外溢的粪质及肠液，清洁瘘口周围皮肤，并擦氧化锌软膏加以保护，保持局部的清洁干燥，及时准确地用药控制感染和其他并发症。

3．药物疗效和副作用的观察和护理

（1）治疗本病常用的消炎药为柳酸偶氮磺胺吡啶，药物副作用有恶心、呕吐、皮疹，偶致骨髓抑制及男性精子减少，并影响叶酸的吸收，故用药时注意追查血象，适量补充叶酸。

（2）为抑制免疫反应，控制炎症及减轻中毒症状，常用糖皮质激素治疗，给药途径可口服、静脉或灌肠。注意严格执行医嘱，准量、准时用药，不可随意加减。副作用有出血、感染、高血糖、高血压及钙磷代谢紊乱等。护理工作中应严格执行无菌操作原则，防止医源性感染。如应用硫唑嘌呤、巯嘌呤治疗，应注意有无胃肠道反应、肝功能异常、白细胞减少及骨髓抑制表现等。

第四节　胆石症

【概　述】

胆石症是胆管或胆囊内自发形成的结石，其主要成分是胆固醇和胆色素，它们可因胆道感染、胆汁淤积、胆汁浓度增高、胆盐减少或两者失去正常比例而致沉淀。营养过剩的肥胖者、糖尿病病人、妊娠后期易出现胆固醇代谢障碍。胆道蛔虫症者也可以蛔虫卵和蛔虫残体为核心形成结石。

【临床表现】

胆石症的临床表现取决于胆石的大小、所在部位、性质和有无并发症。结石位于胆囊内，病人可有食欲不振、消化不良、右腹上区闷胀和隐痛。结石嵌顿在胆管可发生胆绞痛，剧烈的右季肋部或中上腹部疼痛，放射至右侧肩胛和后背，病人坐卧不宁，可表现大汗淋漓、面色苍白、恶心及呕吐。结石阻塞胆管、胆总管可出现黄疸。当继发胆囊炎或胆管炎时可出现发冷、发热；严重时有四肢厥冷、脉速及血压下降等感染中毒休克症状。

【护 理】

1．一般护理 急性发作时应卧床休息；给高糖类、低脂肪、易消化饮食，少食或忌食动物内脏、鸡蛋、带鱼等富含胆固醇的食物，如合并胰腺炎应予以禁食。护士应熟悉和配合有关检查治疗，如逆行胰胆管造影（ERCP）、经皮肝穿刺胆管造影（PTC）及胆囊造影等。

2．症状的观察与护理 结石嵌顿在胆管，因局部张力增加产生痉挛性胆绞痛，可能与过量饱食有关，注意观察疼痛的性质，可使用解痉止痛剂。一旦结石移出胆管疼痛即可缓解。疼痛持续加重，胆囊区有压痛反跳痛，提示有急性胆囊炎发生，部分病人因胆管炎性水肿及胆石阻塞出现黄疸、发热。此时要针对症状施以适当的护理。对高热病人除遵医嘱使用抗生素外，要观察体温、脉搏及血压的变化，防止中毒性休克发生，黄疸时因胆盐刺激引起皮肤瘙痒，可用温水洗浴并涂止痒剂。

第六章　心血管系统疾病的护理

第一节 急性心力衰竭

【概　述】

急性心力衰竭是指心脏在短时间内发生心肌收缩力明显减弱或心室负荷加重而出现的心排血量降低的临床表现。引发心肌收缩无力的任何急性弥漫性心肌损害，致使心脏压力负荷过重、排血受阻的急性机械性阻塞，以及急性容量负荷过重和急性心室舒张受限，都可以引起急性心力衰竭。临床以急性左心衰竭最常见，表现为急性肺水肿。

【临床表现】

临床表现为起病急，突然出现呼吸困难、咳嗽、咳白色泡沫样或粉红色泡沫痰。同时伴有面色苍白、口唇发绀、大汗淋漓及烦躁不安。双肺可闻干、湿啰音或哮鸣音。心率增快。心尖部可听到奔马律，但有时被肺啰音掩盖。初期可有血压升高。

【护　理】

1．协助病人采取半卧位或坐位，双下肢下垂，以减少静脉回心血量，使膈肌下降，利于减轻心脏负担及呼吸困难。

为减少回心血量，也可用止血带轮流结扎四肢近端，每一肢体每次结扎 5 分钟，防止由于结扎过久引起动脉供血障碍发生坏疽。

2．给予高流量氧气吸入，吸氧方式可采用鼻导管、鼻塞、面罩吸氧或加压给氧。

（1）鼻导管或鼻塞吸氧：为保证氧疗效果，应注意氧气流量，鼻塞或鼻导管有无堵塞情况，每 8～12 小时更换到另一侧鼻孔。

为降低肺泡内泡沫的表面张力，使泡沫破裂，改善通气，提高血氧浓度，可使氧气通过 20%～35%酒精湿化瓶，但时间不宜过长，一般为间歇应用。

（2）面罩吸氧：适用于血氧分压明显降低，或同时有二氧化碳分压降低的病人，但意识清醒者多不能耐受，故仅限于暂时应用。

（3）加压给氧：适用于给氧后氧分压仍低于 6.67kPa 者。加压给氧不仅可以纠正缺氧，还可通过提高肺泡和胸腔内压力，减少肺泡内液体渗出和回心血量。使用时须注意压力不宜过大，以免损伤肺泡。应间歇使用，同时注意观察有无恶心、呕吐、干咳、胸骨后疼痛及抽搐等氧中毒症状。应在血气分析监测下给氧。

3．严密观察血压、心率、心律、呼吸及肺部啰音的改变情况，准确记录出入量。

4．应用氨茶碱静脉滴注时，配制液体量不宜过多，避免因放置时间过久药物分解变色而失效。滴注速度宜缓，浓度适当，如过快或用量过大，可引起低血压及休克，亦可引起心律失常。 应用血管扩张剂剂量要准确，严格掌握速度，同时监测血压变化。

5．心功能低下病人应避免过度劳累、暴饮暴食及呼吸道感染等诱发因素。

对有心、肺疾患及年老的病人，在治疗过程中，应控制输液量及输液速度，避免心脏负荷过重而发生心衰。

二、心肌梗死

【概　述】

是指冠状动脉血供急剧减少或中断，使相应心肌严重而持久地缺血导致心肌坏死。

【病因及发病机制】

1．病因　冠状动脉粥样硬化造成管腔严重狭窄和心肌供血不足，而侧支循环未充分建立。

2．发病机制

（1）管腔内血栓形成，使冠状动脉完全闭塞。

（2）休克、脱水、出血或严重心律失常使心排血量骤降、冠状动脉灌流量锐减。

（3）过度劳累、情绪激动使心肌耗氧量猛增，冠脉供血明显不足。

【临床表现】

1．先兆表现　半数以上病人发作前数日或数周有初发心绞痛或原发心绞痛加重，表现在发作频繁、程度加重、持续时间延长，硝酸甘油疗效差，诱发因素不明显等。

2．主要症状

（1）疼痛：是最早出现和最突出的症状，持久胸骨后疼痛、持续时间较长，可达数小时或数天，经休息和口含硝酸甘油无效。

（2）全身症状：发热、心动过速、血沉增快等。

（3）胃肠道症状：疼痛剧烈时常伴有恶心、呕吐和上腹胀痛。

（4）心律失常：极常见，多发生在起病一周内，尤以 24 小时内最多见。

（5）心力衰竭：主要为急性左心衰竭，其发生率可为 32%一 48%。

（6）休克：主要为心源性休克，多发生于起病数小时至一周内。

【护　理】

1．护理措施

（1）安置病人于冠心病监护病房，连续监测心电图、血压、呼吸 5—7 日，密切观察心率、心律、心功能及血流动力学变化，询问病人有无心悸、胸闷、胸痛、气短、乏力、头晕等不适。

（2）病室保持安静、舒适，限制探视，保证病人充足的休息和睡眠时间，防止任何不良刺激。

（3）卧位，根据病情安置病人于半卧位或平卧位，第 1～3 日绝对卧床休息，第 4～6 日可在床上活动肢体，无并发症者可在床上坐起逐渐过渡到坐在床边或椅子上，每次 20 分钟，每日 3～5 次。

（4）饮食：给予低钠、低脂、低胆固醇、无刺激、易消化的饮食，少量多餐、避免进食过快、过饱而加重心脏负荷，第 1 周给流质饮食，第 2 周改为半流质，第 3 周可吃软饭，禁烟酒。

（5）监护并解除疼痛：安置病人绝对卧床休息、吸氧、遵医嘱给予吗啡、杜冷丁、扩容、升压及血管扩张药物。

（6）心理护理：多陪伴、安慰病人，预期保持良好的沟通，以减少心理压力。

（7）预防便秘：嘱病人勿用力排便，必要时给予缓泻剂，病人排便时注意观察，以防止意外发生。

2．健康教育

（1）调整生活方式，缓解压力，减少刺激。

（2）合理饮食：低热量、低脂肪、低胆固醇；少量多餐，多食富含纤维素和果胶的食物。

（3）避免危险因素，如戒烟酒。

（4）适度的体力活动。

（5）避免饱餐；防止便秘。

（6）坚持服药、定期复查。

第二节　高血压病

【概　述】

高血压是以体循环动脉血压升高为主的临床综合征，可分为原发性和继发性两大类。继发性高血压往往是某种疾病的一种临床表现，常见病因有肾动脉狭窄、肾实质病变、大动脉炎及嗜铬细胞瘤等。

原发性高血压亦称原发性高血压病，病因尚未明了，一般认为与家族遗传、长期从事精神紧张的脑力劳动、高钠饮食、年龄增长及肥胖等因素有关。

【临床表现】

原发性高血压起病缓慢，早期多无自觉症状，可因劳累、情绪激动等因素引起发作性血压增高，有时可有头晕、头痛、耳鸣、眼花、失眠、健忘等症状。症状与血压水平未必一致。随病情进展，血压持续升高，可出现眼底、心脏、肾脏、脑的损害，眼底视网膜动脉硬化、出血、渗出，视盘水肿，病人视物模糊，甚至失明。心脏损害表现为左心室肥厚、扩大，代偿期可有心悸症状；失代偿期可表现为左心衰竭，甚至全心衰竭。肾脏损害表现为肾动脉硬化，肾功能降低，尿常规检查可出现蛋白、管型等。病人表现初始为夜尿增多，晚期可有尿毒症表现。脑损害严重者可发生颅内出血或脑血栓。

【护　理】

1．保证合理的休息、睡眠，避免劳累　提倡适当的体育活动，尤其对心率偏快的轻度高血压病人，进行有氧代谢运动效果较好，如骑自行车、跑步、做体操及打太极拳等，但需注意劳逸结合，避免时间过长的剧烈活动。对自主神经功能紊乱者可适当使用镇静剂。严重的高血压病人应卧床休息，高血压危象者则应绝对卧床。

2．心理护理　病人多表现有易激动、焦虑及抑郁等心理特点，而精神紧张、情绪激动、不良刺激等因素均与本病密切相关。因此，医务人员对待病人应耐心、亲切、和蔼、周到。根据病人特点，有针对性地进行心理疏导。同时，做好卫生宣传教育工作，使其掌握预防保健的基本知识，了解控制血压的重要性，指导病人训练自我控制的能力，参与自身治疗护理方案的制订和实施。教会病人及家属测量血压的正确方法；指导病人坚持服药，定期复查。

3．饮食护理应选用低盐、低热能、低脂、低胆固醇的清淡易消化饮食。鼓励病人多食水果、蔬菜，戒烟，控制饮酒、咖啡、浓茶等刺激性饮料。对服用排钾利尿剂的病人应注意补充含钾高的食物如蘑菇、香蕉、橘子等。肥胖者应限制热能摄入，控制体重在理想范围之内。

4．病情观察对血压持续增高的病人，应每日测量血压 2～3 次，并做好记录，必要时测立、坐、卧位血压，掌握血压变化规律。如血压波动过大，要警惕脑出血的发生。如在血压急剧增高的同时，出现头痛、视物模糊、恶心、呕吐、抽搐等症状，应考虑高血压脑病的发生。如出现端坐呼吸、喘憋、发绀、咳粉红色泡沫痰等，应考虑急性左心衰竭的发生。出现上述各种表现时均应立即报告医生，进行抢救处理。

5．用药护理　服用降压药应从小剂量开始，逐渐加量。同时，密切观察疗效，如血压下降过快，应调整药物剂量。在血压长期控制稳定后，可按医嘱逐渐减量，不得随意停药。

某些降压药物如哌唑嗪、胍乙啶等，可引起直立性低血压，嘱病人服药后卧床 2～3 小时，必要时协助病人起床，待其坐起片刻，无异常后，方可下床活动。同时，告诫病人变换体位时动作应缓慢，以免发生意外。

有些降压药，如肼屈嗪、长压啶、胍乙啶等可引起水钠潴留。因此，需每日测体重，准确记录出入量，观察水肿情况，注意保持出入量的平衡。

6．高血压危象及脑病病人的护理　一旦发生危象或脑病，应迅速建立静脉通道，静滴速效降压药物，或含服硝苯地平。对持续抽搐病人，护士应守护在病人身旁，去除口腔内假牙，安放牙垫，以防咬伤舌头。及时吸痰，保持呼吸道通畅。对意识不清、烦躁不安者需加床档，防止坠床。

第三节　风湿热

【概　述】

风湿热是一种以心脏和关节最易受累的全身性结缔组织疾病。病因目前尚不明了，研究发现本病与咽部 A 族乙型溶血性链球菌感染引起的免疫反应有关。初发年龄多为 5～15 岁少年儿童。

【临床表现】

临床表现有发热，可出现皮肤环形红斑和皮下结节，关节痛多为游走性、多发性、对称性，常侵犯膝、踝、肘和腕等大关节。心肌炎，轻者可无明显症状，重者可感心慌、气短、心前区不适。同时，可出现窦性心动过速、心音减弱、心脏杂音、心包积液、心包摩擦音等体征。女性病人还易出现舞蹈症。

【护　理】

1．一般护理

（1）心理卫生与保健：本病反复发作，病程长，故病人易急躁、焦虑、失去信心，甚至悲观失望。应多给予安慰、鼓励，使其增强信心，配合治疗。讲解有关保健知识，如防寒避潮，坚持锻炼，增强体质；预防风湿热的反复发作；反复感染的扁桃体需手术摘除等，使病人增强自我保健的意识与能力。

（2）卧床休息：无心脏炎者需卧床休息 2～3 周，有心脏炎者需卧床休息至风湿活动消失，实验室检查正常后，方可逐渐活动。

（3）饮食护理：给予高蛋白、高热能、多维生素、易消化饮食。如有心功能不全者，可视病情适当限制钠盐摄入。

2．用药观察与护理　本病需长时间应用抗生素，使用青霉素治疗时，应注意用药前做变态反应试验，对试验阴性者在用药期间亦应观察有无迟发变态反应。

应用水杨酸钠药物，需饭后服用，必要时加服氢氧化铝凝胶。同时，注意掌握剂量，观察有无耳鸣、头痛、头晕、消化道出血等不良反应。注意观察尿、便颜色，定期复查粪便隐血及血象。

第七章 呼吸系统疾病的护理

第一节 自发性气胸患者的护理

【概 述】

胸膜腔为脏层胸膜与壁层胸膜之间不含空气的密闭潜在性腔隙。气体进入胸膜腔，造成积气状态，称气胸（pneumothorax）。气胸可为自发性，亦可由疾病、外伤、手术、诊断或治疗性操作不当等引起。在无外伤或人为的因素下，因肺部疾病使肺组织及脏层胸膜突然自发破裂，或因靠近肺表面的肺大疱、细小气肿泡自发破裂，肺及支气管内气体进入胸膜腔所致的气胸，称为自发性气胸（sponlaneous pneumothorax）。

【临床表现】

气胸对呼吸和循环功能的影响与基础疾病及肺功能、气胸发生速度、胸膜腔内积气量及压力三个因素有关。

（一）症状

1. 胸痛多在剧咳、用力、剧烈体力活动时，偶在休息时，突感一侧胸痛，如刀割样或针刺样，多伴胸闷、气促。

2. 呼吸困难若气胸发生前肺功能良好，肺萎陷小于20%，患者可无明显症状。若发生在严重肺气肿患者，虽肺仅被压缩10%，却可引起严重呼吸困难与发绀，患者不能平卧，如果侧卧，则被迫使气胸患侧在上，以减轻呼吸困难。大量气胸，尤其是张力性气胸时，患者可表现出烦躁不安、表情紧张、胸闷、挣扎坐起、发绀、冷汗，脉速、虚脱、心律失常，甚至休克，发生意识不清、呼吸衰竭。血气胸时，如失血量过多，可使血压下降，甚至发生失血性休克。

3. 咳嗽可有轻到中度刺激性咳嗽。

（二）体征

呼吸增快，发绀，气管向健侧移位；患侧胸部膨隆，肋间隙增宽，呼吸运动和语颤减弱；叩呈过清音或鼓音；右侧气胸可使肝浊音界下降。并发纵隔气肿时可听到与心脏搏动相一致的嘎吱音或噼啪声。有液气胸时，可闻及胸内振水声。

（三）并发症

有脓气胸、血气胸、纵隔气肿、皮下气肿及呼吸衰竭等。

【辅助检查】

（一）X 线检查 X 线检查是诊断气胸的重要方法。X 线胸片可见患侧透光度增强，内无肺纹理，肺被压向肺门，呈高密度影，外缘呈弧形或分叶状，如胸腔有积液或积血，可见液平面。肺被压缩面积的大小可根据气胸侧气带的宽度粗略估计，如气带宽度为该侧胸部宽度的 1／4、1／3、1／2，则肺被压缩程度分别为 35%、50%、65%。气胸的基本 CT 表现为胸膜腔内出现极低密度的气体影，伴有肺组织不同程度的压缩萎陷改变。

（二）肺功能测定急性气胸，肺萎陷>20%时，肺活量、肺容量下降，呈限制性通气障碍。

（三）血气分析可有不同程度低氧血症。

【护　理】

（一）严密观察病情变化适时进行排气疗法

1．休息急性自发性气胸患者应绝对卧床休息。如肺被压缩<20%，且为闭合型，症状较轻，PaO2>70mmHg 时，可仅卧床休息，避免用力、屏气、咳嗽等可增加胸腔内压的活动。血压平稳者取半坐位，有利于呼吸、咳嗽排痰及胸腔引流。卧床期间，协助患者每 2h 翻身一次。如有胸腔引流管，患者翻身时，应注意防止引流管脱落。

2．吸氧给予鼻导管或鼻塞，必要时面罩吸氧。氧流量控制在 2～5L／min。吸氧可加快胸腔内气体的吸收，减少肺活动度，促使胸膜裂口愈合。若有纵隔气肿，可给予高浓度吸氧，增加纵隔内氧浓度，有利于气肿消散。

3．严密观察病情变化经常巡视患者，及时听取患者的主诉，严密观察呼吸频率、深度及呼吸困难的表现和血氧饱和度变化，必要时监测动脉血气。大量气胸，尤其是张力性气胸时，可迅速出现严重呼吸循环障碍，如患者表现心率加快、血压下降、发绀、冷汗、心律失常，甚至休克，要及时通知医生并配合处理。

4．心理支持呼叫器放在患者易取之处，听到呼叫立即应答。患者在严重呼吸困难期间护士应尽量在床旁陪伴，允许患者提问和表达恐惧心理。做各项检查、操作前向患者做好解释，告诉患者采取的治疗措施将是有效的，如抽气后呼吸困难可缓解，气胸可治愈；解释疼痛、呼吸困难等不适的原因，从而消除患者对疾病及治疗紧张、担心的心理，帮助患者树立信心，配合治疗。必要时，按医嘱给予镇静剂，减轻焦虑，促进有效通气。

5．排气疗法的护理协助医生做好胸腔抽气或胸腔闭式引流的准备和配合工作，使肺尽早复张，减轻呼吸困难症状。

（1）术前向患者简要说明排气疗法的目的、意义、过程及注意事项，以取得患者的理解与配合。

（2）如行胸腔闭式引流术，术前需要严格检查引流管是否通畅和整套胸腔闭式引流装置是否密闭。引流瓶内需要注入适量无菌蒸馏水或生理盐水；标记液面水平。将连接胸腔引流管的玻璃管一端置于水面下 1．5～2cm，以确保患者的胸腔和引流装置之间为一密封系统。引流瓶塞上的另一短玻璃管为排气管，其下端应距离液面 5cm 以上。必要时按医嘱连接好负压引流装置，注意保持压力在-8～-12cmH20 之间，避免过大的负压吸引对肺的损伤。

（3）保证有效时引流①引流瓶应放在低于患者胸部的地方，其液平面应低于引流管胸腔出口平面 60cm，以防瓶内的液体返流进入胸腔。妥善放置引流瓶，防止被踢倒或打破；②保持引流管通畅，密切观察引流管内的水柱是否随呼吸上下波动及有无气体自液面溢出。必要时，可请患者做深呼吸或咳嗽。如有波动，表明引流通畅。若水柱波动不明显，液面无气体逸出，患者无胸闷、呼吸困难，可能患者的肺组织已复张；若病人呼吸困难加重，出现发绀、大汗、胸闷、气管偏向健侧等症状，应立即通知医生紧急处理；③为防止胸腔积液或渗出物堵塞引流管，必要时，应根据病情定期捏挤引流管（由胸腔端向引流瓶端的方向挤压）；④妥善固定引流管于床旁，留出适宜长度的引流管，既要便于患者翻身活动，又要避免过长扭曲受压。

4．注意观察引流液的量、色、性状和水柱波动范围，并准确记录。

5．严格无菌操作在插管、引流排气和伤口护理时，要严格执行无菌操作，引流瓶的排气管外端应用1～2层纱布包扎好，避免空气中尘埃或脏物进入引流瓶内。每日更换引流瓶，更换时应注意连接管和接头处的消毒。伤口敷料每1～2日更换1次，如敷料有分泌物渗湿或污染，应及时更换。

6．搬动患者时需要用两把血管钳将引流管双重夹紧，防止在搬动过程中发生引流管滑脱、漏气或引流液返流等意外情况。更换引流瓶时应先将近心端的引流管用双钳夹住，更换完毕检查无误后再放开，以防止气体进入胸腔。若胸腔引流管不慎滑出胸腔时，应嘱患者呼气，同时迅速用凡士林纱布及胶布封闭引流口，并立即通知医生进行处理。

7．鼓励患者每2h进行一次深呼吸和咳嗽练习，或吹气球，以促进受压萎陷的肺组织扩张，加速胸腔内气体排出，促进肺尽早复张。应尽量避免用力咳嗽。

8．引流管无气体逸出1～2天后，再夹闭管1天，患者无气急、呼吸困难，透视或摄片见肺已全部复张时，应做好拔管的准备。拔管后注意观察有无胸闷、呼吸困难、切口处漏气、渗出、出血、皮下气肿等情况，如发现异常应及时处理。

（二）减轻疼痛

1．环境与卧位保持病房安静，保证患者有充足的休息时间。协助患者采取舒适的卧位。半卧位时可在胸腔引流管下方垫一条毛巾，减轻患者的不适，同时防止引流管受压。

2．活动与患者共同分析胸痛发生的诱因，教会患者床上活动的方法，如体位改变或活动时，用手固定好胸腔引流管，避免其移动而刺激胸膜，引起疼痛。亦可用枕头或手护住胸部及引流管，减少因深呼吸、咳嗽或活动所引起的胸廓扩张，胸膜受牵拉，导致胸痛。

3．放松疗法教会患者自我放松技巧，如缓慢深呼吸、全身肌肉放松、听音乐、广播或看书、看报，以分散注意力，减轻疼痛。

4. 用药护理患者疼痛剧烈时，按医嘱给予止痛药，及时评价止痛效果并观察可能出现的副作用，及时与医生联系并有效地处理。置入胸腔引流管的患者，肺完全复张后可引起胸痛，向患者做好解释，以消除患者紧张心理，必要时使用镇静剂，使患者放松，提高痛阈，增强对疼痛的耐受性。刺激性咳嗽较剧烈时，遵医嘱给予适当的止咳药物，但痰液稠多者或慢性呼吸衰竭伴二氧化碳潴留者，禁用可待因等中枢性镇咳剂，防止咳嗽反射受抑制，排痰不畅，造成感染，甚至呼吸抑制，发生窒息。

5. 预防上呼吸道感染嘱患者注意保暖，预防受凉而引起上呼吸道感染。

6. 排便护理保持大便通畅，防止排便用力引起的胸痛或伤口疼痛，并防止气胸复发。

第二节 呼吸衰竭

【概 述】

当人体的气体交换发生严重障碍，不能维持正常的氧合功能，不能排出代谢所产生的二氧化碳时，即为呼吸衰竭（简称呼衰）。呼衰可分为两型：单纯低氧血症，动脉血氧分压（PaO_2）低于 8kPa(60mmHg)，动脉血二氧化碳分压（$PaCO_2$）正常或低于正常，为Ⅰ型呼衰；Ⅱ型呼衰为低氧血症伴二氧化碳潴留，此时动脉血二氧化碳分压超过 6.67kPa(50mmHg)。

【临床表现】

主要临床表现为呼吸困难、发绀及神经系统症状。缺氧时病人表现为判断力减退、记忆力降低、焦虑不安、失眠、眩晕。而高碳酸血症时病人表现为头痛、嗜睡、昏迷、谵语、幻听、幻视及烦躁不安等。

【护 理】

1. 非机械通气的护理

（1）一般护理：住单间设专人护理，密切观察病情变化，注意病人的意识状态、计算力、定向力、球结膜水肿情况、呼吸频率和节律、心率和血压的变化，每小时记录尿量，监测电解质、血气的变化，认真做好护理记录。

（2）营养支持：热能供给不足是产生或加重呼吸肌疲劳的重要原因之一，所以，应保证充足的营养及热能供给，并尽量选择胃肠道的方式，清醒病人应鼓励自行进食。不适当地补充过量的糖类会增加二氧化碳的产生，加重呼吸肌的负担。

（3）保持气道通畅：气道不畅使呼吸阻力增大，呼吸功能消耗增多，加重呼吸肌的疲劳，也使炎性分泌物排出困难，加重感染，同时还可能发生肺不张，使气体交换面积减少。气道如完全阻塞，则必然发生窒息，病人可在短时间内死亡。所以，应注意气道的湿化、痰液的稀释及排出。可根据病变部位拍背排痰，必要时行机械通气治疗。

2．机械通气的护理

（1）保持呼吸道通畅是机械通气的首要问题。应用呼吸机治疗时，病人由于机械正压通气、咳嗽反射减弱及呼吸道分泌物增多等原因，常发生阻塞性肺不张，故呼吸道通畅及排痰至关重要。具体方法是：①经常帮助病人翻身（每小时翻身 1 次），不但能防止褥疮的发生，而且利于分泌物引流。在翻身的同时，给予叩背，利于痰液的排出。注意，在翻身拍背时应防止气管导管的脱出。②每 1～2 小时吸痰 1 次，必要时应反复、及时吸痰。有效吸痰的操作方法是：吸痰前先调高氧浓度至 100%，气道内注入 2%碳酸氢钠盐水 3ml～5ml，2 分钟后抽吸痰液；插入吸痰管时先关闭负压，插入一定深度（比气管导管长 4cm～5cm）后打开负压，边旋转边上提拔出吸痰管，及时连接好呼吸机；再吸入高浓度氧 2 分钟后调低氧浓度。注意：1 次吸痰过程（从插入至拔出吸痰管）不能超过 10～15 秒。

（2）严格无菌操作，减少院内感染的发生。①吸痰时戴无菌手套；先抽吸气管插管内分泌物，再吸口鼻分泌物，以免口鼻中杂菌进入气道。每根吸痰管只用 1 次。②呼吸机管道每日更换消毒 1 次。③保持气管切开伤口处清洁，每日更换敷料 2 次，如被污染及时更换。

（3）安全管理事项：①气管插管或气管切开管道固定要牢固，松紧适宜。②正确连接呼吸机管道，随时观察管道有无漏气、脱落或断开现象。③加床档，四肢（尤双上肢）

应加以约束，以免躁动时将插管拔出而窒息，导致死亡。

（4）机械通气的同时应放置胃管，进行胃肠内营养，同时给予静脉高营养，以保证机体需要。

（5）监测血气及电解质的指标，记录呼吸机参数，分析呼吸机报警原因，及时检查并处理。如低压报警提示：①通气回路脱节、漏气。②气管导管套囊破裂或充气不足等。高压报警提示：①气道分泌物增多。②通气回路打折、阻塞。③人机对抗等。

（6）心理护理。意识清楚、使用呼吸机治疗的病人，对其耐心细致地解释和给予精神安慰，可以起到增强病人的自信心及通气治疗的作用。向病人说明机械通气的目的与需要配合的方法。询问病人的自觉感受，做一些卡片和病人交流。经常和病人握手和说话，增加病人的安全感。长期应用呼吸机者可产生依赖性，要帮助病人锻炼自主呼吸，争取早日脱机。

（7）加强一般护理。做好病人生活护理及皮肤护理，保持口腔及外阴、肛周清洁，预防褥疮的发生。

第三节　阻塞性肺气肿患者的护理

【概　述】

阻塞性肺气肿（obstruCTive pulmonary cmphyscma，简称肺气肿）是指终末细支气管远端（细支气管、肺泡管、肺泡囊和肺泡）气道弹性减退、过度膨胀、充气和肺容量增大，并伴有气道壁的破坏。由于大多数肺气肿患者伴有慢性咳嗽、咳痰史，很难同慢性支气管炎截然区分，故临床上将具有气道阻塞特征的慢性支气管炎和肺气肿，统称为慢性阻塞性肺疾病（即COPD简称慢阻肺）。由于吸烟、感染、大气污染等有害因素，近年来COPD有逐渐增加的趋势。

【临床表现】

（一）症状本病的主要症状是进行性加重的呼吸困难，且活动后加剧。慢性支气管炎并发肺气肿时，可在慢性咳嗽、咳痰的基础上逐渐出现呼吸困难。早期在劳累、上楼或登山时出现气促，逐渐发展至难以胜任原来的工作，甚至静息状态也感气促。感染时呼吸困难明显加重。全身症状有疲劳、食欲不振和体重减轻等。该病晚期可出现呼吸衰竭。

（二）体征早期体征无明显改变。随着病情的发展可见桶状胸，呼吸活动减弱，辅助呼吸肌活动增加；触诊语颤减弱或消失；叩诊过清音，心浊音界缩小，肝上界下移；听诊呼吸音减弱，呼气时间延长，心音遥远等。晚期患者因呼吸困难，颈、肩部辅助呼吸肌常参与呼吸运动，可表现为身体前倾。呼吸时常呈缩唇呼气，可伴有口唇发绀、右心衰竭等体征。

（三）临床分型根据患者临床表现和病理生理改变可分以下类型。

1．气肿型（PP 型，A 型，又称红喘型）。多见于明显瘦弱体形者和老年人。起病隐匿，病程较长，咳嗽、咳痰较轻，呼吸困难明显，多呈持续性。由于通气过度，动脉血氧分压可正常或稍低，呈喘息外貌，无发绀。主要病理改变为全小叶或小叶中央性肺气肿。晚期发生呼吸衰竭和右心衰竭。

2．支气管炎型（BB 型，B 型，又称紫肿型）。多见于肥胖体形者，发病年龄较早。以呼吸道反复感染为主，咳嗽较重，咳黏液脓性痰且量多，早期有发绀，但呼吸困难相对较轻。动脉血氧分压常明显降低。主要病理变化为严重慢性支气管炎伴小叶中央性肺气肿。较早出现呼吸衰竭和右心衰竭。

3．混合型同时存在上述两种类型的特征。

【护理措施】

（一）改善气体交换

1．环境和体位室内环境安静、舒适，空气洁净，保持合适的温湿度。冬季注意保暖，避免直接吸入冷空气。戒烟。．患者取舒适体位，晚期患者常采取身体前倾位，使辅助呼吸肌共同参与呼吸。

2．密切观察病情观察患者咳嗽、咳痰、呼吸困难进行性加重的程度，全身症状、体征和并发症情况。监测动脉血气分析和水、电解质、酸碱平衡状况。

3．观察用药反应遵医嘱应用抗炎、止咳、祛痰、平喘等药物，观察疗效和副作用。

4．呼吸肌功能锻炼其目的是改变浅而快呼吸为深而慢的有效呼吸。进行腹式呼吸、缩唇呼气、膈肌起搏（体外膈神经电刺激）、吸气阻力（阈值）器呼吸锻炼等，加强胸、膈呼吸肌肌力和耐力，改善呼吸功能。常用的方法有：

（1）腹式呼吸法（膈式呼吸锻炼）肺气肿患者呼气时，因气体排出困难，肺泡内残留气体过多而膨胀，引起呼吸幅度下降（呼吸短促）。增加膈肌和腹肌活动，改善呼吸功能。开始时，护理人员先做示范，然后给予具体的辅导指导和纠正。

方法：指导患者取立位、坐位或平卧位，初学时，以半卧位容易掌握。两膝半屈（或膝下垫小枕），使腹肌放松。两手分别放于前胸部和上腹部；用鼻缓慢吸气时，膈肌最大程度下降，腹肌松弛，腹部手腕向上抬起，胸部手在原位不动，抑制胸廓运动；呼气时，腹肌收缩帮助膈肌松弛，膈肌随腹腔内压增加而上抬，增加呼气潮气量。同时可配合缩唇呼气法，每天进行锻炼，时间由短到长，逐渐习惯于平稳而缓慢的腹式呼吸。训练腹式呼吸有助于降低呼吸频率，增加潮气量肺泡通气量，减少功能残气量，并增加咳嗽、咳痰能力，缓解呼吸困难症状，改善换气功能。

（2）缩唇呼气法指导患者呼气时腹部内陷，胸部前倾，将口唇缩小（呈吹口哨样），尽量将气呼出，以延长呼气时间，同时口腔压力增加，传至末梢气道，避免小气道过早关闭，改善肺泡有效通气量。吸呼气时间比 1：2 或 1：3，尽量深吸气慢呼气。每分钟 7～8 次，10～20min / 次，2 次 / d。

5．体育锻炼根据病情制定多种多样行之有效的锻炼计划。锻炼方式如散步、太极拳、体操、上下楼、骑自行，车等。对病情较重者，鼓励患者进行床边活动，注意做好防护工作。锻炼应以患者不感到过度疲劳为宜，坚持锻炼有利于提高体力、耐力和抵抗力。

6．氧疗护理慢性低氧血症可引起患者运动受限，体重下降，精神神经改变等，长期持续低流量吸氧能改善缺氧，延长患者生存时间。一般采用鼻导管持续低流量吸氧，每日 10～15h，提高血氧分压。COPD 患者因长期二氧化碳潴留，主要通过缺氧刺激呼吸中枢，而持续低流量吸氧，维持 PaO_2 在 60mmHg 以上，既能改善组织缺氧，也可防止因缺氧状态解除而抑制呼吸中枢。氧疗有效的指标为：患者呼吸困难减轻、呼吸频率减慢、发绀减轻，心率减慢、活动耐力增加。

（二）保持呼吸道通畅指导痰多黏稠、难咳的患者多饮水，遵医嘱每天用生理盐水、硫酸庆大霉素、糜蛋白酶等药物雾化吸入，指导患者采取有效咳嗽方式，护理人员或家属协助患者翻身、胸部叩击和体位引流，以利于分泌物的排出。

（三）做好饮食指导、改善营养状况

1．评估营养状况动态监测患者的实际体重和理想体重的比值，可反映能量代谢的总体情况（营养不良时实际体重低于理想体重 10%以上），测量三头肌皮褶厚度、上臂中部肌围（营养不良时均小于标准测量值的肋%），肌肉松弛无力程度；检查血清蛋白等实验室指标。营养不良可加重肌力受损，抵抗力下降，易继发感染。

2．做好饮食指导应结合患者的饮食习惯、经济状况、消化能力和宗教习惯等，和患者、家属共同进行科学、合理、切实可行的食谱设计和安排。向患者说明饮食治疗的重要性，保证每日足够的热量、蛋白质，补充适宜的水分、纤维素；避免易引起便秘的食物，如油煎食物、干果、坚果等，避免食用汽水、啤酒、豆类、马铃薯和胡萝卜等易产气食品，防止便秘、腹胀影响呼吸。指导患者少食多餐，细嚼慢咽，以进食后不产生饱胀感为宜，循序渐进地养成良好的个人饮食习惯。

3．增进食欲咳痰后及进餐前后漱口，保持口腔清洁；进餐前适当休息，减轻疲乏，避免不良刺激；提供舒适的进餐环境；采取煮、蒸、炖、烩等烹调方法，提供色、香、味、形俱全的饮食；餐后避免平卧，有利于消化吸收。

4．缓解患者焦虑

（1）增强患者信心帮助患者了解、适应医院生活和环境特点，了解目前的病情、程度及与疾病相关的知识，如症状、诱因、治疗和护理方法等。与患者共同制定和实施康复计划，使患者通过消除诱因、定期呼吸肌功能锻炼、合理用药等，减轻症状，增强患者战胜疾病的信心。

（2）缓解焦虑减轻焦虑的方法，如放慢思维、控制呼吸、眺望远处、外出散步，或听轻音乐、做游戏、放松训练、按摩、做手工活，或培养 1～2 种爱好，如养花种草、下棋、打牌等娱乐活动，以分散注意力，减少孤独感。帮助患者认识焦虑的危害性，学习解决问题的方法，逐渐提高自我护理的能力。

（3）家庭支持指导患者家属了解康复治疗（生活方式、营养支持、戒烟、体育锻炼、长期氧疗、呼吸锻炼等）的重要性，给予患者心理、经济支持。

第四节　肺栓塞

【概　述】

肺栓塞是由血栓栓子阻塞肺动脉所造成的病理过程，是许多疾病的 J。种严重并发症。静脉血液淤滞、高凝状态及静脉壁损伤，均为静脉血栓形成的重要因素。血栓一旦脱落，即迅速通过大静脉和右心，阻塞肺动脉，导致局部肺组织因缺血而坏死。

【临床表现】

主要临床表现为急性右心衰竭、胸部疼痛、晕厥、咳嗽、咯血及呼吸困难等。呼吸困难的程度和持续时间的长短与栓子的大小有关。

【护　理】

1．一般护理　肺栓塞活动期应绝对卧床休息，以免栓子脱落，阻塞肺动脉危及生命，即使无明显症状、生活能够自理者也应卧床；床上活动时避免突然坐起、转身及改变体位。尤其应特别注意预防便秘，以免因腹腔压力突然增高，使深静脉血栓脱落，必要时可酌情给予缓泻剂。禁止按摩下肢或在下肢输液。

2．心理护理指导病人保持情绪稳定，避免异常波动。有文献报道，情绪过于激动也可诱发栓子脱落。

3．药物副作用的观察和护理　治疗本病常用的抗凝药物为肝素、华法令等。抗凝治疗中最主要的并发症是出血。常见于皮肤及插管处，其次是胃肠道、腹膜后间隙、颅内及女性子宫等部位出血，故使用肝素时应非常慎重。注意监测凝血时间、部分凝血活酶时间（APTT）及凝血酶原时间，并作为调整剂量的依据。当发生出血时，应中断治疗数小时，或遵医嘱用等量的鱼精蛋白对抗肝素的作用。总之，使用抗凝药物时应严格掌握剂量、用法及速度，加强核对，并注意观察用药后的反应，有无出血倾向的发生，发现异常及时通知医生，调整用量。

4．抢救　肺栓塞属临床急症，抢救不及时可危及生命。护士应严密观察病情变化，如发现病人突然剧烈胸痛、发绀、烦躁不安、大口咯血、面色苍白、出冷汗、血压下降、晕倒等，应立即通知医生并协助抢救。

5．备好抢救用物　氧气、气管插管、气管切开包、心电图机、强心药及升压药等。

6．健康教育

（1）肺栓塞病人病情平稳出院后，应坚持一段时间口服抗凝剂，并学会观察药物的副作用，定期门诊复查。

（2）鼓励手术后病人早期下床活动，减少下肢深静脉血栓的形成。

（3）股静脉插管者应观察下肢血运情况，如发现两腿粗细不均，一侧肿胀明显时应停止该侧输液，并做相应处理。

（4）长期卧床者应做床上的被动肢体活动及主动肢体锻炼，警惕下肢血栓的形成。

第八章　内分泌代谢性疾病

第一节　糖尿病

【概　述】

糖尿病是由于胰岛素分泌绝对或相对不足，引起人体内葡萄糖、脂肪及蛋白质代谢紊乱的一种全身性代谢性疾病。糖尿病可分为两种类型，即胰岛素依赖型及非胰岛素依赖型。病因尚未完全阐明，可能与遗传、自身免疫、环境因素及胰岛素抵抗有关。

【临床表现】

糖尿病临床典型症状为多饮、多尿、多食及体重减轻，即“三多一少”。主要特点是高血糖及高尿糖。

【护　理】

1. 健康教育　目前我国糖尿病病人已达 2 000 万人，糖尿病患病率呈逐年上升趋势。糖尿病已成为严重威胁病人生命安全的主要慢性非传染性疾病。为降低糖尿病的患病率、致残率及病死率，应重视健康教育。进行糖尿病卫生知识宣传，使病人了解什么是糖尿病及糖尿病对个人、家庭及社会的危害。提倡健康人学习糖尿病有关知识，减少热能摄入，增加体育锻炼，保持正常体重，以预防糖尿病的发生。

对糖耐量减低者进行健康教育的重点是糖尿病症状、糖尿病的监测、预防和治疗方法。

对住院糖尿病病人健康教育的重点是心理卫生、饮食调节、运动锻炼、药物治疗原则及如何检查、预防、治疗糖尿病急、慢性并发症等。

2. 心理护理　糖尿病是一种终身的慢性病，目前尚无根治方法。因此，糖尿病病人心理负担较重，甚至悲观失望，这对于控制疾病发展是十分不利的。糖尿病病人要保持开朗、平静的心情，树立长期与疾病作斗争的信心。

3. 饮食护理　糖尿病病人的饮食要定量、定时、少吃盐、不吃糖，可多食纤维素多的食物。应指导病人参照食物交换份调整饮食结构。食物交换份是将食物按其所含营养成分的比例分为6类，标明各类食物提供同等热能376kJ的重量，以便交换使用。这样既能使糖尿病病人饮食丰富多彩，以享受正常人进食的乐趣，又不至于热能摄取过多或者过少。

4.运动治疗护理　让病人长期坚持适量的体育锻炼，保持血糖水平的正常和身体的健美。应选择适量的、全身性的、有节奏的锻炼项目，如做操、打拳、慢跑、跳交谊舞、扭秧歌等。但在血糖控制不稳定、糖尿病人出现心血管并发症、糖尿病肾病时，不宜进行体育锻炼。

5．药物治疗护理

（1）口服降糖药注意事项：嘱病人按时及正确服药。磺脲类药物应在饭前15～30分钟服用。双胍类药物对胃肠道有刺激作用，可在饭中或饭后服用。

（2）胰岛素的注射方法：需要应用胰岛素治疗时，必须指导病人或家属掌握正确注射方法。胰岛素应在饭前15～30分钟皮下注射。常用注射部位有上臂三角肌下缘、腹部脐周、大腿外侧、前臂及臀部外上1／4处。应经常更换部位，防止注射皮肤局部硬化而吸收不良，两种胰岛素同时注射时应先抽短效胰岛素后抽长效胰岛素混匀后方可注射，抽药先、后顺序不可颠倒，否则长效胰岛素会通过针头带到短效胰岛素瓶内而影响短效胰岛素的速效效果。胰岛素应在4℃冰箱内保存。

6．并发症的预防及护理　糖尿病并发症分急性并发症和慢性并发症两种。糖尿病急性并发症包括急性感染、酮症酸中毒、高渗性非酮症昏迷和低血糖症。相应的预防护理措施如下。

（1）较常见的急性感染：有呼吸道、泌尿道及皮肤感染等。每年对糖尿病病人进行1～2次胸部X线检查，有助于早期防治呼吸道炎症。糖尿病病人要注意会阴部卫生，防止泌尿系感染。嘱病人保持皮肤清洁，经常洗澡，勤换内衣；避免皮肤损伤，对任何轻微的皮肤损伤都必须及时治疗。糖尿病病人下肢可并发神经病变和血管病变，足部容易受损伤导致感染，一旦感染很难控制，可造成下肢坏死甚至截肢，因此糖尿病病人的足部护理尤为重要。病人应经常用温水泡脚，但要避免烫伤；不宜穿太紧、太硬的鞋，鞋的通气性要好。在修剪趾甲时，不能剪得太短，以免损伤皮肤、伤及甲沟造成感染。平时经常检查足部有无红肿、水疱、溃疡及感染，一旦发现及早治疗。

（2）糖尿病酮症酸中毒：预防措施是病人不要随意停用胰岛素或减少胰岛素的剂量，去除急性感染、创伤等诱因，可有效地防止酮症酸中毒的发生。已发生酮症酸中毒的病人应卧床休息，根据医嘱及时补液纠正脱水；清醒的病人则应多补水以加速酮体排出。按医嘱每2～4小时查血糖、电解质，必要时抽血做血气分析，定时留取尿标本查尿糖及酮体。准确记录出入量，密切观察生命体征，以便及时发现病情变化。

（3）糖尿病高渗性非酮症昏迷：诱因主要是没有实施正规治疗，甚至误用高糖药物或输含糖液；有感染、心绞痛或心肌梗死等急性情况；失水过多造成血液浓缩。预防的关键在于早期发现、积极治疗。

（4）低血糖症：主要是因为没有掌握好饮食、运动和药物治疗这3条原则，如进食量不够，运动量过大，或者药物使用不合理等。护士要注意观察病人有无低血糖反应，指导病人了解低血糖症状，学会自我观察，以便及时发现、及时纠正。发生低血糖后，应立即进食或喝糖水，严重者给予静脉注射50％葡萄糖溶液40ml～60ml。

（5）糖尿病慢性并发症：包括心血管并发症、眼底病变、肾脏并发症及神经并发症。及早发现和控制糖尿病是预防和延缓糖尿病慢性并发症的关键。糖尿病病人应定期检查心血管系统、肾脏及眼底有无病变，以便早发现和早治疗。

7. 糖尿病病人的自我监护教会病人正确测尿糖，以间接了解血糖情况。发现尿糖持续升高，应及时找医生调整治疗方案。

第二节　甲状腺功能亢进症

【概　述】

甲状腺功能亢进症（简称甲亢）是由于多种原因引起甲状腺激素分泌增多，造成多系统兴奋性增高及代谢亢进的疾病。有多种原因可以引起甲亢，但以甲状腺性甲亢最为多见。

甲亢的发病机制比较复杂，可能与自身免疫和遗传因素有关。

【临床表现】

甲亢病人典型的临床症状有食欲亢进、体重减轻、心悸、多汗、怕热、乏力、好动、腹泻、失眠及神经质。体征有甲状腺肿大和甲亢性突眼。

【护　理】

1. 一般护理

（1）病人安置于凉爽、安静、无强光刺激的房间中，避免因不良环境刺激导致病情加重。

（2）关心、体贴病人，说话态度要和蔼，掌握交流技巧，给病人以精神上的安慰，避免情绪激动。

（3）饮食选择高蛋白、高热能、多维生素、低碘饮食。鼓励病人多饮水。禁饮浓茶或咖啡等兴奋性饮料。

（4）嘱病人充分休息，减少体力消耗。

2. 观察体重　每周测量体重 1 次，每日测脉搏 4 次，以便及时观察治疗效果，调整治疗方案。

3. 药物治疗的护理　安排好服药时间，遵医嘱按时服药，病人不能自行停药。服药期间注意观察药物的不良反应，如白细胞降低、血小板降低、皮疹、发热、关节痛及肝功能损害等。一般用药初期每周查白细胞 1 次，以后根据病情每 2 周或 1 个月查 1 次。如白细胞低于 3×10^9 / L，应进行保护性隔离，医护人员要严格执行隔离制度。

4. 突眼护理　有恶性眼球突出的病人，眼睑常不能闭合，易引起角膜损伤，故应注意保护角膜和球结膜。日间为防阳光及灰尘刺激可嘱病人戴有色眼镜，用 0.5%氯霉素眼药水滴眼，4 次 / 日，以保持角膜湿润及预防感染。睡前涂抗生素眼膏，并用清洁的纱布轻轻覆盖，以防止角膜干燥及溃疡。睡眠时适当抬高头部，减轻眼部肿胀。同时，做好病人的心理护理，鼓励病人增加战胜疾病的信心。

5．预防甲亢危象的发生　感染、过度劳累、精神创伤及术前准备不充分是甲亢危象的主要诱发因素。如发现病人有高热、心率加快、腹泻、呕吐等症状加重时，应立即报告医生，及时处理，控制病情。

第三节　原发性醛固酮增多症

【概　述】

原发性醛固酮增多症是由肾上腺皮质腺瘤、腺癌或增生，分泌过多的醛固酮，引起一系列贮钠排钾的临床综合征。

【临床表现】

由于醛固酮的贮钠排钾作用，病人表现为高血压、低血钾及碱中毒，可出现头痛、头晕、肌肉收缩无力、口渴、多尿、夜尿增多及手足搐搦等症状。

【护　理】

1．病人有血压高、血钾低，嘱其尽量卧床休息，减少活动。对于肌无力、软瘫的病人应加强生活护理和防护措施，保证其安全。

2．给予低钠高钾饮食，含钾高的食物有香菇、海带、紫菜、香蕉、红枣、红果及杏等。

3．密切观察病人血钾和血压变化。一般每周查血钾 1 次，每日测量血压 2 次。经常巡视病人，注意有无肌无力、呼吸困难、神态改变及心律失常等低血钾表现。若发现异常及时报告医生处理。

4．准确记录 24 小时尿量，必要时记录出入量。

5．进行高钠、低钾或螺内酯试验时，按实验要求严格控制钠、钾摄入，吃代谢饭、喝蒸馏水，不用牙膏刷牙，不服用其他药物。除规定的代谢饭外，不得食入其它食物。试验期间遵医嘱正确留取血、尿标本。

6．抽血查醛固酮、肾素活性时，应让病人保持基础代谢状态，晨 4 时叫病人排尿后绝对卧床至8时准时抽血，将抽出的血液注入含有抗凝剂的试管内充分混匀，置于4℃冰水中。抽血后立即给病人肌内注射呋塞米40mg，坚持站立位，直到10时再抽血。终止试验后才能让病人进食。试验期间注意观察病情变化。

第四节　中枢性尿崩症

【概　述】

中枢性尿崩症是因为抗利尿激素缺乏所致多尿、烦渴、多饮的临床综合征。原发性中枢性尿崩症病因不清，可能与遗传因素有关。继发性中枢性尿崩症是因为脑部肿瘤、颅脑外伤、下丘脑及垂体部位手术等，使抗利尿激素产生减少或抗利尿激素储存及释放减少引起。

【临床表现】

临床主要表现为多尿、烦渴、多饮。尿液呈低渗状态。可伴有轻度脱水、乏力、食欲不振、皮肤干燥、口干、便秘及消瘦等。如多尿而不能及时补充水分，则可迅速发展到严重脱水，出现谵妄、高热，甚至昏迷。

【护　理】

1. 适当休息，症状较轻者可不必限制活动，大量排尿伴有脱水者应卧床休息。

2. 给予低盐饮食，适当限制钠的摄入，以减少排尿量。准备好温开水以随时饮用，不要喝生水。

3. 准确记录出入量，保证出入量平衡。

4. 嘱病人按时服药，不能随意停用。应用加压素治疗后尿量减少，如继续大量饮水可致水中毒，故用药期间应注意观察有无水中毒及头痛、恶心、胃痛等药物不良反应。

5. 鞣酸加压素为油状混悬液体，为保证疗效应充分摇匀后做深部肌内注射。

6. 做好限水试验，准确留取尿及血标本。

第九章　神经系统疾病

第一节　蛛网膜下腔出血

【概　述】

蛛网膜下腔出血为多种原因引起的脑表浅动脉破裂，血液进入蛛网膜下腔或脑实质出血破入蛛网膜下腔。先天性脑底动脉瘤和脑表浅部位动脉瘤破裂是原发性蛛网膜下腔出血最常见的原因；高血压动脉硬化、颅脑外伤、颅内肿瘤及血液病等引起脑实质出血破入脑室或蛛网膜下腔，称为继发性蛛网膜下腔出血。

【临床表现】

临床表现为起病急，常于用力、情绪激动时发生。突然剧烈头痛、恶心及呕吐，检查时有脑膜刺激症，可出现不同程度的意识障碍和精神症状，部分病人有癫痫发作。严重者昏迷加深，出现去脑强直，脉搏、呼吸变慢，甚至呼吸停止，并发脑疝而死亡。腰穿血性脑脊液有助于确诊，脑 CT 扫描及磁共振检查，可明确蛛网膜下腔出血，并提供继发性蛛网膜下腔出血部位及原因。

【护　理】

1．一般护理保持病人安静，尽量少搬动，绝对卧床休息，头部抬高 30。左右，利于自然止血，使破裂的血管得以充分修复。降低颅内压。头置冰袋，有一定的止血镇痛作用，增加脑组织对缺氧的耐受力。头痛剧烈和烦躁不安者，用镇静止痛剂。进易消化半流饮食，多吃水果、蔬菜，补充足够的营养。给缓泻药，保持排便通畅，避免大便用力引起再出血。

2．预防再出血的护理　减少各种用力活动，避免引起血压、颅内压增高因素。给予特护，照顾全部生活。头部转动时应缓慢，不要过早下床活动。病室安静，光线宜暗，减少刺激。保持病人情绪稳定，谢绝探视，不可与病人过多交谈。应向病人说明情绪稳定的重要性，以使其配合。排便用力，会增加腹压致使颅压升高，引起脑疝发生，应确实避免。多进粗纤维食物。泻药通便无效时，可慎用开塞露和“1、2、3”灌肠，以保持排便通畅。

预防呼吸道感染，因咳嗽和缺氧可使颅内压增高及血压波动而加重病情。对已有呼吸道感染者应积极用抗生素治疗，服止咳药，减轻咳嗽用力。严密观察生命体征，出现剧烈头痛、烦躁不安、呕吐频繁、意识障碍加重、双瞳孔不等大、对光反应迟钝、脉搏慢、血压升高及呼吸减慢等症状，说明有脑疝发生，应立即进行抢救。

3．健康教育　蛛网膜下腔出血多由动脉瘤或动静脉畸形引起，发病后应尽早做脑血管造影检查。有手术适应证者应积极行手术治疗，去除隐患。动脉瘤破裂易在发病后2～4周内再出血，在这期间应尽量避免上述诱因。对于原因不明的蛛网膜下腔出血，病愈后也不宜参加过重体力劳动，注意生活规律，保持情绪稳定，排便通畅。高血压者坚持服降压药。定期门诊复查。

第二节　癫　痫

【概　述】

癫痫是由于大脑神经元异常放电所引起的一过性反复发作的短暂大脑功能失调的临床综合征，分为原发性癫痫和继发性癫痫（也称症状性癫痫）两大类。常见原因有：脑肿瘤、炎症、脑血管病及外伤等。缺氧、内分泌障碍和心血管疾病也可引起癫痫发作。诱发因素有惊恐、情绪激动、疲劳、饥饿及饮酒等。

【临床表现】

癫痫临床表现分全身性发作和部分性发作。全身性发作以意识障碍和全身抽搐为主，表现突然意识丧失，四肢强直，肢体和躯干肌肉阵挛性抽动，伴口吐白沫、咬舌、尿失禁，抽搐停止后进入昏迷。部分性发作为一个肢体或面部阵发性抽搐，一般持续数秒到数分钟，无明显意识障碍。精神运动性发作也称复杂部分发作，表现视、听、嗅、味等幻觉，情感和思维障碍，发作后无记忆。

【护　理】

1．一般护理对全身性发作的病人，应随时做好保护准备。如病人在站立或行走中突然发作，需快速扶其躺下。有先兆者自行就地躺下，以防抽搐时摔倒跌伤。发作时注意保护头和四肢，摘下眼镜、假牙，解开衣领腰带。保持呼吸通畅，吸氧，头转向一侧，及时清理呼吸道分泌物，防呕吐物反流气管而窒息。用手托下颌，避免下颌关节脱臼。用缠有纱布的压舌板置于上下臼齿之间，以免咬伤舌头。抽搐时勿用力按压抽搐的肢体，以免骨折和脱臼。床旁有人保护，加床挡，防止坠床。发作时常大汗淋漓，尿便失禁，发作后应予擦干，更换清洁内衣裤，预防感冒。对精神运动性发作的病人，注意保护，防自伤、伤人或走失。抽搐发作后应很好休息，消除疲劳。进高热能易消化饮食，避免过饱。

2. 癫痫连续状态护理病人发作间歇期意识一直不清醒，称为癫痫连续状态，常伴有高热、脱水和酸中毒，如不及时抢救，中止发作，会因全身衰竭、功能紊乱而死亡。需配合医生在最短的时间内中止发作，并保证在24～48小时内不再发作。严密观察病人意识、发作控制情况，用药后效果不好，应加大剂量或更换药物。一些药物需根据病人呼吸、血压、心律变化及发作情况控制使用。抑制呼吸的药物，使用时应注意观察。因连续抽搐致脑缺血、缺氧导致脑水肿、颅内压增高时，用脱水剂降低颅内压。吸氧、吸痰保持呼吸道通畅。无自主呼吸者，行气管切开，使用人工呼吸机维持呼吸。静脉输液保持水、电解质平衡。抗生素预防、治疗肺部感染。加强口腔护理，防止口腔感染。注意皮肤护理，防止褥疮发生。

3. 健康教育病人应建立严格的生活制度。可进行体育运动，但应适度；注意安全，不宜驾车、游泳、单独在河边或夜间外出；不能从事高空作业，不在转动很快的机器或锅炉旁工作，平时远离火炉和开水锅等危险处，防止发作时出现意外。避免各种诱发因素，如精神刺激、惊吓等。妇女经期限制水量，不宜妊娠，不可过于劳累和暴饮暴食。饮食应富于营养易于消化，多吃水果和蔬菜，忌烟酒和辛辣食物。鼓励病人和正常人一样生活、工作和学习。家庭与社会不应歧视癫痫病人。继发性癫痫应尽快明确发病原因，针对病因进行治疗。癫痫病人应遵医嘱服药，不得自行随意增减药量及更换药物，防止癫痫连续状态发生。

第三节　脑囊虫病

【概　述】

为常见的脑寄生虫病，是猪绦虫幼虫（囊尾蚴）侵入脑部所致。因吞食污染猪绦虫卵的食物或肠绦虫病人呕吐时虫卵逆流入胃，在十二指肠内孵化为蚴虫，穿过肠壁经血循环侵入脑部，引起局部炎症及水肿，阻塞脑脊液通路。成虫死后形成钙化，可引起癫痫及颅内压增高等症状。

【临床表现】

一般发病缓慢，病人有颅内压增高、癫痫、局灶性神经体征和精神症状，可有皮下结节。粪便可出现绦虫卵，腰穿脑压力高，小腿和头颅 X 线片可见散在钙化灶。头颅 CT 和磁共振可见脑实质内多发囊性病灶。血清或脑脊液补体结合试验阳性。

【护　理】

1. 一般护理　有明显颅内压增高症状的病人，取平卧头高位，以利降低颅内压。脑室内囊虫因脑室系统呈活瓣样梗阻，病人在某一体位时，可因完全梗阻突然昏迷，故应按病人习惯采取适宜的体位。饮食宜清淡富有营养，易消化。应保持排便通畅。

2. 症状护理　颅内压增高者，头痛、呕吐明显，应快速静脉滴入甘露醇降低颅内压。密切观察意识、瞳孔、血压、脉搏、呼吸变化，一旦出现脑疝早期症状，立即进行抢救。有癫痫症状者，督促病人按时、按量服用抗癫痫药物。癫痫发作时要防止外伤，给予吸氧，清理呼吸道分泌物等，必要时准备好抢救。

3. 用药观察　吡喹酮治疗脑囊虫，可引起颅内压增高，出现头痛、恶心及呕吐症状，应密切观察及时对症处理。驱肠道绦虫后应留全份大便送检，查有无绦虫节片及头排出以判断疗效。

4. 健康教育　向病人讲解绦虫生活史，注意饮食卫生，饭前便后要洗手，避免虫卵经口传入胃肠道。积极治疗绦虫病，切断传染来源。病人的内裤、被褥及床单应清洁消毒。扫床时采用湿式扫床法，扫床用具专用，用后消毒，防止虫卵污染环境，传播他人或自身再感染。

第四节　坐骨神经痛

【概　述】

坐骨神经痛是多种原因引起的沿坐骨神经通路即腰臀部、大腿后侧、小腿后外侧和趾外侧的疼痛综合征。病因可分为原发性和继发性两类。原发性坐骨神经痛即为坐骨神经炎，可能与受寒或感冒有关；继发性坐骨神经痛主要在坐骨神经通路中受邻近组织病变的刺激或压迫引起，临床上最常见的原因是腰椎间盘突出，其他原因有椎管内肿瘤、炎症及椎管狭窄等。

【临床表现】

临床单侧多见，多为急性起病，疼痛自腰部的一侧向臀部、大腿后侧、腋窝、小腿外侧和足背放射，呈烧灼样或刀割样疼痛，夜间更甚，活动用力时或咳嗽、打喷嚏及排便时疼痛加剧。

【护　理】

1．一般护理　急性期应卧床休息，腰椎间盘突出病人需卧硬板床，以减轻症状。卧床期间加强生活护理，进行营养丰富易消化饮食，保持大便通畅。疼痛减轻后可逐渐下床活动，以防肌肉萎缩。

2．症状护理疼痛剧烈，应给以止痛剂，注意下肢保暖，用热水袋热敷，对减轻神经肿胀止痛有一定作用。夜间疼痛加重时，可给镇静剂，并协助病人采取舒适位置，可以减轻疼痛。排便用力、咳嗽、打喷嚏会使疼痛加重，故应保持排便通畅和预防感冒。

3．健康教育　病愈后防止复发，要避免腰腿受寒，防腰扭伤，腰部不可过于劳累，不要提取过重物品等。对继发性坐骨神经痛，应找出病因，针对病因治疗。腰椎间盘突出病人，经保守治疗效果不明显时，可进行外科手术。

第十章　风湿免疫系统疾病的护理

第一节　类风湿性关节炎

【概　述】

类风湿关节炎（rheumatoidarthritis，RA）是以对称性、慢性、进行性多关节炎为主要临床表现的自身免疫性疾病。病因不清，可能与遗传因素、激素水平、环境因素如潮湿及寒冷等、EB 病毒感染有关，因而发病机制各不相同。骨关节的滑膜在病程中异常增生形成血管翳，对骨关节造成侵蚀性破坏，导致关节强直、畸形、功能丧失而致残。

【临床表现】

1.全身症状：低热，全身不适、乏力，偶有全身肌肉酸痛。体重下降和食欲减退也是常见症状。伴有贫血情况。

2.关节表现：RA 以周围关节的对称性多关节炎为主要特征，双手近端指间关节、掌指关节、腕、膝、肘、踝、肩、趾等关节受累最为多见，颞颌关节亦可受累，张口、咀嚼食物时疼痛。

3. 关节外表现：除关节症状外，还可出现多脏器受累的全身症状。如贫血类风湿结节、心包炎、肺间质病变。

【护　理】

类风湿性关节炎是慢性、全身性疾病，病程长、易反复。有关节疼痛、运动障碍及畸形，给病人造成很大痛苦。护士应耐心做好病人的心理护理，帮助病人认识疾病，掌握自我护理方法，恰到好处地运用休息、锻炼、理疗和药物等多方面的治疗、护理手段，为病人减轻痛苦，促进关节病的恢复，保持关节功能。

1. 病情活动期的护理要点　卧床休息，注意体位、姿势。可采用短时间制动法，如石膏托、支架等，使关节休息，减轻炎症。

进行主动或主动加被动的最大耐受范围内的伸展运动，每日 1～2 次，以防止关节废用。活动前关节局部可进行热敷或理疗，缓解肌肉痉挛，增强伸展能力。

有晨僵症状的病人应在服镇痛药后出现疲劳或发僵前进行活动。

2．病情稳定期的护理要点 此时期病人血液中类风湿因子的效价有所下降，免疫复合物测定趋于正常，关节及全身症状好转。因此，应以动静结合为原则，加强治疗性锻炼。基本动作为关节的伸展与屈曲运动，每日进行 2～3 次。活动前局部应行热敷或理疗。活动程度以病人能够忍受为标准，如活动后不适感觉持续 2 小时以上者，应减少活动量。指导病人逐渐锻炼生活自理能力，鼓励病人参加日常活动。

3．卧床病人的护理加强皮肤护理，按摩受压部位，定时翻身，保持床单平整、清洁，防止发生褥疮。加强口腔护理，防止口腔黏膜感染及溃疡的发生。加强胸廓及肺部的被动活动，如深呼吸、咳嗽、翻身、拍背等，以防止呼吸道及肺部感染。

4．用药护理

（1）应用非甾体抗炎药，应饭后服用或应用肠溶片剂，以防止胃肠道反应。服药期间应定期检查血白细胞计数，若白细胞低于 4×109／L，应酌情暂时停药。服用布洛芬应定期检查视力，出现视力减退，应立即停用，防止中毒性失明。

（2）应用青霉胺应注意观察有无变态反应，如有发生，在抗过敏无效的情况下，应停药。同时，应定期检查尿常规，警惕肾脏损害，出现尿蛋白阳性需停药。

（3）应用免疫抑制剂及糖皮质激素的护理要点，详见系统性红斑狼疮一节。

第二节 强直性脊柱炎

【概 述】

强直性脊柱炎（ankylosingspondylitis，AS）是一种慢性进行性疾病，主要侵犯骶髂关节、脊柱组织、脊柱旁软组织及外周关节，并可伴发关节外表现。严重者可发生脊柱畸形和关节强直。

【临床表现】

本病发病隐袭，可出现腰背部或骶髂部疼痛和（或）发僵，半夜痛醒，翻身困难，晨起或久坐后起立时腰部发僵明显，但活动后减轻，疾病早期疼痛呈间断性，数月后疼痛多在双侧呈持续性。本病的全身表现轻微，少数重症者有发热、疲倦、消瘦、贫血或其他器官受累。

【护　理】

1. 心理护理本病是隐袭性慢性进行性的关节病。教育病人认识本病，了解防治方法，按要求进行治疗与锻炼，掌握自我护理的方法。这对于减少关节功能障碍、延缓病程直至参加正常的工作和学习尤为重要。

2. 活动基本原则　早期进行适当活动，可减少脊柱及关节畸形的程度。每日进行脊柱及髋关节的屈曲与伸展锻炼 2 次，每次活动量以不引起第 2 髋关节症状加重为限。活动前应先按摩松解椎旁肌肉，可减轻疼痛，防止肌肉损伤。同时，水疗、超短波等物理治疗方法，可起到解除肌肉痉挛、改善血液循环及消炎止痛的作用。

3. 延缓畸形的护理维持直立姿势和正常身高。睡低枕以减少颈椎前弯。睡硬板床。平时注意减少脊椎的负重，避免长期弯腰活动。过于肥胖的病人，应减轻体重，从而减轻关节的负担。

4. 预防感染　由于胸廓受累，易发生肺部感染，应鼓励病人每日进行扩胸运动及深呼吸。对生活不能自理病人，给予翻身拍背，鼓励咳嗽。同时，注意补充营养，增强机体抵抗力。

并发眼葡萄膜炎时，定时冲洗眼滞留的分泌物，保持结膜囊清洁，眼部不宜遮盖，以免发生感染。

5. 用药护理　应用柳氮磺胺吡啶期间，应定期检查血象，对粒细胞降低者，应采取保护性隔离措施。同时，定期检查肝肾功能，加强对肝肾功能的保护。

第三节　多发性肌炎、皮肌炎

【概　述】

多发性肌炎（polymyositis, PM 和皮肌炎。dermatomyositis，DM）是横纹肌非化脓

性炎性肌病。其临床特点是以肢带肌、颈肌及咽肌等肌组织出现炎症、变性改变，导致对称性肌无力和一定程度的肌萎缩，并可累及多个系统和器官，亦可伴发肿瘤。PM 指无皮肤损害觥肌炎，伴皮疹的肌炎称 DM。该病属自身免疫性疾病，发病与病毒感染、免疫异常、遗传及肿瘤等因素有关。

【临床表现】

本病在成人发病隐匿，儿童发病较急。急性感染可为其前驱表现或发病的病因。早期症状为近端肌无力，全身不适、发热、乏力、体重下降等。常呈对称性损害，早期可有肌肉肿胀、压痛，晚期出现肌萎缩。多数患者无远端肌受累。

【护　理】

本病病因不明，渐进性肌力下降，给病人造成很大心理负担和生理功能障碍。护士应耐心、细致地做好心理护理和生活护理，帮助病人认识疾病，鼓励病人树立战胜疾病的信心，配合治疗，争取病情的缓解。

急性多发性肌炎病人，病情发展迅速，临床症状严重，应卧床休息，避免肌肉损伤。严密观察病情变化，如呼吸肌无力而出现的呼吸困难甚至窒息，及心肌受损而出现严重的心律失常等，均应做好各种抢救准备。

缓解期病人肌酶谱、肌活检、肌电图皆好转或趋于正常，可适量活动，逐渐锻炼肌力。每日行温水浴，按摩肌肉，鼓励病人尽量自己料理生活，以提高动作协调能力，延缓肌力下降和肌肉萎缩过程。同时，注意避免日光暴晒或受冻。女性病人尽量避免妊娠，以免病情复发或恶化。

给予营养丰富、易消化、高蛋白、多维生素饮食，利于肌力恢复。对吞咽困难者，给予半流质或流质饮食，宜采用少量多餐的方法。进食有呛咳者必要时给予鼻饲，避免引起吸入性肺炎。

皮肤护理极为重要。皮肌炎急性期，皮肤仅表现红肿或出现小疱，局部可使用炉甘石洗剂或单纯粉剂涂抹。如有渗出可使用 1：8 000 高锰酸钾溶液或 3％硼酸溶液冷湿敷。

发生皮肤破溃时应防止皮肤感染。皮损局部保持清洁、干燥，尽量不予包扎。每日更换衣裤、被单，保持清洁卫生，减少感染机会。如皮损并发感染，应做细菌培养，根据结果，采取相应的处理。

第四节　干燥综合征

干燥综合征是以唾液腺、泪腺分泌减少，淋巴细胞和浆细胞浸润为特点的自身免疫性疾病。目前病因不明。研究提示，可能是在遗传因素、性激素和感染因素作用下，免疫调节失常而发病。可能与EB病毒感染有关，并与人类白细胞抗原-B8（HLA-B8）和人类白细胞抗原-DR3（HLA-DR3）有相关性。

临床表现为泪腺分泌减少，眼内异物感、烧灼感，眼角、眼眦分泌物多，眼干燥，可有干燥性结膜炎，视物模糊、红眼、眼痛。

唾液腺分泌不足，舌、唇干裂，咀嚼和吞咽困难。口腔和咽喉部烧灼感，声音嘶哑或发音减弱，腮腺肿胀、不适、疼痛并易感染。

胃肠道腺体受累，可出现消化不良、腹泻、黄疸、萎缩性胃炎和慢性胰腺炎。鼻和气管干燥，有慢性咳嗽。汗腺受累可出现皮肤干燥、脱屑、瘙痒。阴道干燥，以致阴道瘙痒，性交灼痛、困难。

部分病人可有结节红斑及紫癜；肾脏可有远端肾小管损坏，导致氢离子、钾离子交换障碍，出现肾小管酸中毒，表现为周期性低血钾性麻痹。约有50%病人淋巴结肿大，并易发生恶性淋巴瘤。

本病目前尚无根治方法，主要采用替代治疗和对症治疗。如应用人工泪液减轻眼干症状；出现低血钾时，给予氯化钾药物治疗。

干燥综合征病人的护理如下：

1．口、眼的护理保持口腔内清洁，三餐后刷牙、漱口，以减少龋齿和防止口腔继发感染。为防止口干加重，应戒烟酒，避免服用含抗胆碱能作用的药物。应用工人泪液，减轻角膜的损伤及眼干不适，睡前涂眼药膏，戴防风眼镜，注意眼部清洁，减少感染机会。

2．皮肤护理的特殊要求　少用或不用碱性肥皂，选用中性肥皂。宜使用油质香脂，以减少皮肤干燥瘙痒症状。

3. 伴有肾小管酸中毒 应定期测定血清钾、钠、氯和二氧化碳结合力，注意观察尿量及有无尿路结石症状。同时，加强会阴部清洁，防止泌尿系感染。

给予含钾高的食物，如谷类、鱼类、瘦肉、蘑菇、香蕉、橘子等。口服药物补钾应在饭后或饭中服用，以减少对胃肠的刺激。

注意观察有无呼吸肌麻痹、肠麻痹及严重的心律失常，一旦发生立即给予相应的抢救措施。

4. 有呼吸道病变或有呼吸道感染 应加强对鼻腔、气管、支气管的湿化，每日给予蒸汽吸入或超声雾化吸入，以利于尘埃、异物及分泌物的排出。

5. 消化道腺体分泌减少 病人可出现吞咽困难、味觉低下、消化不良、食欲差，应给予多维生素、易消化的流质或半流质饮食。每日补充胃蛋白酶合剂、胰酶片等药物，以促进蛋白质、脂肪、淀粉的分解消化。

第五节 系统性红斑狼疮

系统性红斑狼疮是一种多脏器受累的慢性自身免疫性疾病。病因迄今不明，可能是由于遗传、感染、内分泌、外界环境和物理、化学等多种因素，导致机体免疫功能紊乱，产生多种自身抗体，造成机体损伤和功能障碍。

临床主要表现为发热、倦怠、乏力、周身不适、关节疼痛、脱发、食欲减退、体重下降等症状。部分病人可出现关节肿胀、晨僵、肌痛，严重者可有肌炎表现。约80%的病人在耳轮、前额、口唇、头皮、手背及颈部等暴露部位有皮肤损害，出现水肿性红斑、斑丘疹、紫斑、溃疡及糜烂。亦可见到盘状红斑。

病人可并发程度不同的肾损害，表现为蛋白尿、镜下血尿、管型尿，最终发生肾功能衰竭。约20%的病人，可并发表现不同的神经、精神系统损害，临床上称其为红斑狼疮脑病，如癫痫发作、精神障碍、偏瘫、脑神经或周围神经炎、蛛网膜下腔出血等。亦可并发心脏的损害、肺损害、骨髓造血系统损害。少数病人还可累及角膜或视网膜。

糖皮质激素是目前治疗系统性红斑狼疮的主要药物，必要时可加用环磷酰胺、甲氨蝶呤等免疫抑制剂；病情严重时，可采用大剂量的冲击治疗。

第十一章　普外科疾病的护理

第一节　甲状腺功能亢进症

【概述】

甲状腺功能亢进症（简称甲亢）是由于甲状腺素分泌过多引起的内分泌疾病。临床以弥散性甲状腺肿大或结节性甲状腺肿大伴甲状腺功能亢进为多见。如内科治疗效果不佳，可行甲状腺大部切除手术。

【护理】

1．术前护理

（1）测定基础代谢率：基础代谢率一脉率+脉压-111，正常值范围是±10%。测定基础代谢率可以了解甲状腺的功能状态，避免病人在基础代谢率高的情况下手术。护士应向病人解释测定基础代谢率的正确方式及重要性，以得到病人的理解和配合。嘱病人在清晨醒后空腹静卧，不要讲话，精神放松，护士为其测量血压及脉搏，以取得正确数值。

（2）术前用药：甲亢病人术前需服用碘剂，以减少甲状腺充血，使腺体缩小变硬，减少术中及术后出血。常用碘剂是复方碘化钾溶液（卢戈液）。一般于术前 2 周开始服用，每日 3～5 滴，每日 3 次，逐日每次增加 1 滴至每日每次 16 滴后维持此量。病人要严格按正确剂量服用，不可中断或减少次数。为了预防碘剂刺激口腔及胃黏膜，引起呕吐、食欲不振等胃肠道反应，可将药物稀释或滴在食物上在进餐时服用。服用中注意有无变态反应。

（3）手术体位训练：为了使病人适应手术需要，顺利通过手术，护士应指导病人进行手术体位训练：病人取仰卧位，用枕头垫高肩背，头后仰伸颈，每日练习 1～2 次，直至可保持此固定体位 2～3 小时。

2．术后护理

（1）体位：术后麻醉清醒后，给予半卧位，以利于呼吸及切口引流。24 小时内限制颈项活动，减少出血。病人改变体位时，应用手扶持头部，以减轻疼痛。

（2）饮食：麻醉作用消失后，可选用冷流质饮食，利于病人吞咽，并防止局部出血。可食用冷果汁、冰淇淋、酸奶等。避免食入过热食物引起血管扩张。

（3）并发症观察：①出血：多发生于术后24～48小时。应观察血压、脉搏及伤口渗血情况。有时伤口渗血自颈侧面流出至颈后，常被忽视。如发现病人颈部迅速增大、烦躁及呼吸困难，应立即通知医生，剪开缝线，清除淤血，必要时入手术室止血。②呼吸困难或窒息：多发生于术后48小时，可由于出血、喉头水肿、气管软化及痰液阻滞等原因引起。应注意病人呼吸状况，床旁准备气管切开包。协助病人排痰，痰多不易咳出时，给予雾化吸入。注意听取病人的主诉，及时发现、处理和预防呼吸道梗阻的发生。③喉返神经损伤：术后病人出现声音嘶哑或失声，可考虑为不同程度的喉返神经损伤。暂时性的手术损伤或一侧损伤均可在术后3～6个月逐渐恢复正常。护士要耐心向病人讲解，解除病人的焦虑和心理负担。④喉上神经损伤：病人饮水或进流质食物时发生呛咳、误咽，可考虑为喉上神经损伤。一般可自行恢复，亦可采用理疗等方法促进康复。护士应协助病人坐起进食或用半流质及半固体食物，防止误吸。⑤手足搐搦：多发生于术后2～3日，大多由于术中误切或挫伤甲状旁腺引起甲状旁腺功能低下。病人出现口唇、四肢麻木，有针刺感或强直感，手足痉挛。急性发作时，应立即静脉注射10%葡萄糖酸钙或氯化钙，并防止将药液漏入皮下引起组织坏死。要定期复查血钙及血磷。⑥甲亢危象：这是甲状腺术后特殊并发症，多发生于术后12～36小时。主要表现为高热、脉细数、烦躁、谵妄、大汗，常伴呕吐及腹泻，严重者可出现昏迷。如不及时处理，病人常很快死亡。故应密切观察病人意识、体温、脉搏、皮肤及排泄等情况，及时发现问题，采取预防措施。

（4）健康指导：病人拆线后应适度练习颈项活动，防止手术瘢痕收缩。如需服用碘剂，应严格按医嘱要求，定时定量，确保疗效。

第二节　乳腺癌

【概述】

乳腺癌（mammary cancer）是女性最常见的恶性肿瘤之一，发病率占全身各种恶性肿瘤的7%—10%，在妇女仅次于子宫癌，已成为威胁妇女健康的主要病因。它的发病常与遗传有关，以及40-60岁之间，绝经期前后的妇女发病率较高。它是一种通常发生在乳房腺上皮组织，严重影响妇女身心健康甚至危及生命的最常见的恶性肿瘤之一。乳腺癌男性罕见，仅约1%～2%的乳腺癌患者是男性。女性常见恶性肿瘤，多见于40岁以上妇女。乳腺癌病因至今尚不十分清楚，目前认为与内分泌、遗传及饮食等因素有关。

【临床表现】

一、乳腺局部表现。例如：质硬肿块，异常分泌物，湿疹样、红斑样、橘皮样、溃疡等乳房皮肤变化。乳头凹陷、回缩、疼痛等。

二、区域淋巴结受侵表现。例如：腋窝区域疼痛、破溃、肿胀等。颈部淋巴结肿大、疼痛、咳嗽、呼吸困难等。

三、远处转移导致的表现。例如：腰椎转移出现腰痛、被动体位、截瘫或者感觉障碍等；肺转移出现咳嗽、胸闷气短、活动后气促等；头痛、头晕、癫痫、肢体运动障碍等脑部转移表现。

【护　理】

1. 术前护理

（1）介绍有关整形弥补缺陷的方法，取得家属情感的支持。

（2）乳头溢液或局部破溃者，及时给予换药，保持清洁、干燥。

（3）乳癌根治术需植皮者，准备对侧大腿供皮区皮肤。

2. 术后护理

（1）按全身麻醉病人护理要点，麻醉清醒后血压平稳改为半卧位。鼓励病人进入深呼吸机有效咳嗽咳痰，预防肺部并发症的发生。

（2）定时监测血压、心率、脉搏、呼吸的变化。

（3）无麻醉反应可进行正常饮食。

（4）行扩大根治术的病人观察有无胸闷、呼吸困难以判断有无气胸，出现异常及时通知医生。

（5）根治术后可根据病情需要用绷带或胸带加压包扎，观察患侧肢体远端 血液供应情况，如皮肤颜色呈发绀色、伴皮温低、脉搏扪不清，提示腋部血管 受压，应及时调节绷带松紧度，促进血运的恢复。如绷带或胸带松脱应重新加压包扎，减少胸腔积液，使皮瓣或植皮片与胸腔紧贴以利愈合。

（6）妥善固定引流管，持续负压吸引，防止扭曲、滑脱，观察引流液的量、颜色及性质。一般术后 1～2 天，每天引流血性液体 50～100ml，以后逐渐减少，术后 4～5 天，创腔无积液，创面皮肤紧贴可拔除引流管。

（7）术后 3 天内患侧上肢制动，尤其避免外展上臂，下床活动时应用吊带或健侧手将患肢托扶，需他人扶持时只能扶健侧，以免腋窝皮瓣滑动而影响愈合。术后 3 天拆除加压包扎的绷带或胸带，观察皮瓣或植皮区皮肤血运情况。

（8）为预防根治术后患侧上肢水肿，术后应预防性地抬高患侧上肢。

3. 健康指导：

（1）创面愈合后，可清洗局部，以柔软毛巾轻轻吸干，粗暴动作易损伤新愈合的组织；可用护肤品涂于皮肤表面，以防干燥，促进皮肤较快地恢复外观。

（2）禁用患侧上肢搬动或提过重物品。

（3）遵医嘱坚持放疗或化疗。

（4）术后 5 年内避免妊娠，因妊娠易使乳癌复发。

（5）根治术后的病人为矫正胸部形体的改变，可佩戴义乳或行乳房再造术。

第三节　胰腺癌

【概　述】

胰腺癌可发生于胰腺的任何部位，据国内报道，胰头癌约占 70%以上，胰体尾癌约占 25%，极少数为弥散性全胰癌。目前病因尚不明确。

【临床表现】

主要临床表现为腹上区疼痛、食欲不振、恶心、呕吐、腹胀、进行性黄疸、明显消瘦及腹上区肿物。晚期可出现腹水、恶病质及肝肺转移等表现。

【护理】

1. 术前护理

（1）改善营养状况：胰腺癌病人大多伴有明显营养缺乏、贫血、体重下降、血浆蛋白低及低血钾等，应建议病人食用高热能、高蛋白、高糖类饮食；如进食少或不能进食，可通过鼻饲给予要素饮食或及时为病人静脉滴注新鲜血浆及白蛋白等营养物质，以提高机体耐受力。

（2）皮肤护理：大多数胰头癌病人有不同程度的黄疸，由于胰液胆汁淤滞及胆盐沉积，胆盐进入血循环，作用于末梢神经，可致皮肤瘙痒。护士应同情病人，劝告病人不要搔抓，避免皮肤破溃引起感染。帮助病人剪短指甲。病人应使用柔软毛巾擦洗身体，保持皮肤清洁，不要使用肥皂等碱性较强的洗涤剂，应适当使用润肤剂。发现病人皮肤破溃或感染时，应及时抗炎处理。如果因瘙痒影响夜间睡眠，可适当服用镇静剂。卧床病人应保持床铺干燥、整洁，预防褥疮。

2．术后护理

（1）症状观察及护理：①出血：由于胰液消化、腐蚀手术区血管或病人凝血机制改变可导致大出血。术后要密切观察病人生命体征及伤口引流情况，及时发现有无内出血。②胰瘘：胰瘘是胰腺术后常见的并发症。发生胰瘘后，胰液引流量增加，少则每日 50ml～100ml，多则可超过 150ml 以上，因此要保持胰液引流通畅。保护好引流管周围皮肤，经常换药，保持干燥，防止因胰液外渗引起皮肤糜烂。按时遵医嘱给病人输注抑制胰腺分泌的药物，以争取最佳疗效。

（2）引流管的护理：胰头癌术后常放置多根引流管，一般有胃管、空肠造瘘管、胰肠引流管、胆肠引流管、PTCD 管，腹腔引流管及导尿管等。病人能否顺利康复，引流管的护理至关重要。

护士应了解各种引流管的治疗作用，向病人讲解保护引流管的重要性，以取得病人的配合。定时冲洗胃管，如果引流不畅，应调整胃管位置，保证胃肠减压的有效性，避免胃酸通过体液因子刺激胰腺分泌，加重病情。观察引流液颜色、性质及量，及时发现有无出血、感染、胆瘘及胰瘘等并发症。在帮助病人活动及更换床单等护理中，应妥善固定引流管，防止脱落或污染。

为了便于识别，腹部的各种引流管应分别粘贴标记，标明管道名称。

（3）其它：由于各种引流较多，病人体液丢失较多，要保证静脉通路的通畅，及时补充营养物质，维持正常容量，保持水及电解质平衡。

第四节　腹部疝

【概　述】

腹部疝指内脏通过腹壁薄弱处向体表突出。临床常见腹股沟斜疝、腹股沟直疝、股疝、脐疝及切口疝。主要由先天性及后天性原因造成的腹壁强度降低和腹内压力增高引起。

【临床表现】

临床表现为病人站立、行走、劳动或腹内压突然增高时疝内容物向体表突出，平卧、休息时可推送其回纳至腹腔，病人多无自觉症状。若疝内容物不能还纳入腹腔，可造成嵌顿或绞窄疝，产生剧烈疼痛、局部压痛和肠梗阻等症状。

【护　理】

1．术前护理

（1）了解并观察病人有无感冒咳嗽、腹胀、便秘及排尿困难等可能引起腹压增高的病症，指导病人积极接受治疗，以免影响术后恢复。

（2）手术前应放置导尿管或排尿，使膀胱排空，避免手术中损伤膀胱。

（3）术前进行床上排尿训练，避免术后出现尿潴留。

2．术后护理

（1）体位：术后平卧，双腿屈曲，膝下垫枕，使腹部松弛，减少伤口的张力。1～2日后可抬高床头15。30。术后不宜过早下床活动，一般应卧床1周左右，老年病人、巨大疝及复发疝病人应适当增加卧床时间。

（2）预防血肿：术后一般需在病人伤口处压迫1 000g的沙袋24小时左右，以减少伤口出血。腹股沟疝修补术后的病人，可用绷带托起阴囊2～3日，以防止或减轻伤口渗血流入阴囊引起肿胀。

（3）饮食：手术中操作未触及肠管者，病人可于术后翌日开始进食，如涉及肠管，应在恢复肠蠕动（排气）后进食。应食用易消化、低渣、高营养食物，避免引起腹胀及便秘。

（4）减少增加腹内压的因素：指导病人多做床上活动，预防肺部并发症。在咳嗽、打喷嚏时，要按压伤口，必要时给病人服用镇咳剂；保持排便通畅。便秘时，不要骤然用力，应协助病人使用润肠剂或缓泻剂。

（5）病情观察：腹股沟疝手术有可能损伤膀胱而造成术后血尿。发现病人尿色有改变时，应及时留取尿标本送检并通知医生。

（6）健康指导：术后3～6个月病人不要从事重体力劳动；预防感冒及便秘；适当锻炼身体，加强肌肉功能，预防复发。

第五节 下肢静脉曲张

【概 述】

下肢静脉曲张是由于下肢静脉瓣功能减弱，使下肢静脉内血液淤积，血液回流受阻，引起大隐静脉及小隐静脉异常扩张。多见于长期体力劳动或站立工作者。

【临床表现】

临床表现为病人久站或行走后感到患肢酸软乏力、肿胀及隐痛。患肢皮下可见浅静脉扩张，呈囊袋状隆起或蜷曲成团。严重者常并发血栓性静脉炎、湿疹性皮炎及小腿溃疡。

【护 理】

1．术前护理按外科手术常规准备。

2．术后护理

（1）卧位：术后平卧6小时后改为半卧位。患肢垫软枕抬高30。以促进血液回流，预防患肢肿胀。

（2）预防深静脉血栓：术后24小时后可下床活动，以促进血液循环，预防血栓形成。

当发现患肢肿胀、腓肠肌张力增高、腓肠肌疼痛、霍曼（Homan）征阳性（快速足背背屈引起腓肠肌疼痛）时，可确诊为深静脉血栓。轻度可予肝素 6 250U 皮下注射，间隔 12 小时注射 1 次。重者可进行溶栓治疗。

（3）功能锻炼：指导病人术后尽早进行足背伸屈动作，帮助下肢远端静脉血液回流，促进功能恢复。

（4）健康指导：由于曲张的静脉血管壁薄弱，下肢静脉曲张有可能在侧支静脉中复发。出院后病人应做好自我保健，应穿尺码适合的弹力袜。避免下肢负重，如久站或久坐等。宜经常散步，改善静脉回流。

第十二章　泌尿外科疾病的护理

第一节　肾输尿管结石

【概　述】

尿路结石是泌尿外科最常见的疾病之一，且复发率高，其中又以上尿路（肾和输尿管）结石最常见。

【病　因】

部分肾结石有明确的病因，如甲状旁腺功能亢进、肾小管中毒、海绵肾、痛风、异物、长期卧床、梗阻和感染等，但大多数含钙结石原因不明。根据上尿路结石形成机制的不同，分为代谢性结石和感染性结石。

【临床表现】

肾和输尿管结石的主要表现是与活动有关的肉眼或镜下血尿和疼痛。

（1）结石越小症状越明显。肾盂内大结石及肾盏结石可无明显症状，表现为活动后镜下血尿及上腹或腰部钝痛。

（2）结石引起肾盂、输尿管连接处或输尿管完全性梗阻时，出现肾绞痛及放射痛，疼痛剧烈难忍，为阵发性，伴大汗、恶心、呕吐。

（3）结石伴感染时可有尿频、尿痛症状；继发急性肾盂肾炎或肾积脓时，可有发热、畏寒等全身症状。

（4）双侧上尿路结石引起双侧完全性梗阻或独肾上尿路结石完全性梗阻时，可导致无尿、肾功能衰竭。

【护　理】

体外冲击波碎石（ESWL），以安全、高效、痛苦小、无须住院、迅速康复等特点越来越受到患者的青睐，目前90%的尿路结石都通过ESWL治疗。其护理措施如下：

（一）术前护理

（1）完善术前常规检查　预约 ESWL。

（2）肠道准备　嘱患者术前一天晚口服缓泻剂，术日晨起禁食。若下午碎石，当日中午禁食，减少肠道积气，以利结石显影和预防消化道出血。

（3）嘱患者术前 40 分钟饮水 500ml，以利碎石和保护肾脏。

（4）心理护理　对病人态度和蔼、耐心，向病人介绍碎石原理、机器的优良性能，告知治疗过程约需 1 小时左右，以及可能出现的术后并发症的概率，解除病人的紧张恐惧心理。教病人缓解紧张情绪的方法，如缓慢深呼吸、数数等。

（5）播放旋律优美的音乐，使病人在比较放松的状态下接受治疗。

（6）对小儿和精神极度紧张的成人患者，可适量给予镇静剂。

（7）合并心律失常的患者给予心电监护，并备齐抢救物品及药品。

（二）术中护理

（1）过程患者的面色、表情、呼吸、脉搏变化，对感觉疼痛的患者给予安慰、鼓励，教病人缓解疼痛的方法，如握紧拳头或集中精力听音乐等。

（2）对术中疼痛较重或伴恶心呕吐的患者，应暂停治疗，遵医嘱给予止痛剂。

（3）严密观察心率、心律变化，发现异常及时处理。

（三）术后护理

（1）多饮水　保证每日尿量在 2000ml 以上。若存在饮水困难，应给予静脉补液。

（2）适量运动　适当增加体力活动可帮助排石，但运动量过大有促使结石急速排出造成梗阻的危险。因此，巨大肾结石或孤立肾结石患者碎石不宜立即剧烈活动。

（3）体位引流　一般结石在碎石后无须特殊体位，肾下盏结石因解剖因素难以排出。这种情况可让患者经常采取头低脚高位 ie，并叩击腰背部以利碎石片排出。蹄铁形肾因肾盂位于肾脏前面，肾结石患者在碎石后宜采取俯卧位。其他特殊情况也可根据其解剖特点取适当体位引流。

（4）遵医嘱给予解痉剂、抗生素、排石药物等。

（5）嘱患者收集排出的结石送检，做结石分析。

（6）嘱患者碎石后与医师保持密切联系，以备出现绞痛、尿路梗阻等并发症，及时处理。

（7）碎石后复查　碎石后第三天复查X线平片或B超。若结石已消失，治疗到此为止；若结石尚未排净，碎片小于4mm者，继续保守治疗，3个月复查；3周后，碎片大于4mm时，根据具体情况决定再次碎石或采取其他治疗方法。

第二节　前列腺增生

【概　念】

前列腺增生亦称“前列腺良性肥大”，是老年人常见病。

【病　因】

与老年人性激素平衡失调有关。

【临床表现】

一般在50岁以后出现症状，症状决定于梗阻病变程度发展的速度，以及是否合并感染和结石。尿频是前列腺增生病。最初出现的症状为进行性排尿困难，是前列腺增生最重要的症状，梗阻加重达一定程度，排尿时不能排尽膀胱内全部尿液，出现膀胱残余尿，过多的残余尿可使膀胱失去收缩能力，逐渐发生尿潴留，并可能出现尿失禁。前列腺增生合并感染时，亦可有尿频、尿急、尿痛等膀胱炎现象，有结石时症状更为明显，并可伴有血尿，晚期可出现肾积水和肾功能不全病象。

【护　理】

（一）术前护理

（1）充分了解病人各方面的情况，配合医生做好病人的心理护理。前列腺增生绝大部分为老年人，许多病人体质较差，自理能力较低，护士要耐心向病人介绍手术方法的安全性及预后，同时也要告诉病人，在治疗过程中可能出现的一些症状，使病人有良好的心理准备，以解除其顾虑及恐惧感。

（2）对于长期卧床病人，要协助其床上活动，防止发生褥疮和并发症，增加营养，增强身体抵抗力。

（3）怀疑有泌尿系感染的病人，静脉应用抗生素或进行膀胱冲洗。

（4）保持大便通畅，鼓励病人多吃蔬菜、水果，必要时服用缓泻药物，如杜尼克、通便灵等。术前可给予灌肠 1 次。

（二）术中护理

接通电源，微机操作开始后，观察病人对治疗的反应。病人局部热感、尿意，多数病人可以耐受，向病人解释为正常现象，这种情况多发生在温度逐渐上升阶段，达到治疗温度后可以逐渐缓解。另外，在治疗过程中，由于局部刺激作用，病人有尿频、尿急或有便意。此时，嘱病人不要紧张，不要排尿、排便。有尿时，尿液会通过尿管流入尿袋，要让病人尽量减少排尿动作，减少出血现象的发生。

（三）术后护理

（1）密切观察生命体征　术后严密监测血压、心率，对术前有心、肺功能欠佳及术中较多出血者设心电监护，观察记录血压、脉搏，每 30 分钟 1 次，待病；隋稳定后酌情测量。

（2）术后注意观察孩子有无排尿不畅和血尿　由于前列腺血管丰富，出血一般多在术后 24 小时内发生，术后遵医嘱持续膀胱冲洗，密切观察引流液的颜色、量。如出现引流液量少于冲洗液量或突然加深为鲜红色，须高度警惕，及时处理，防止血块阻塞尿管。

（3）由于术后留置尿管，膀胱造瘘及膀胱冲洗极易并发尿路感染，术后常规使用抗生素，保持尿液引流和冲洗系统无菌。妥善固定尿管及引流袋低于膀胱水平，保持尿道口清洁，每日用 1:1000 新苯扎氯铵棉球擦洗尿道口 2 次。

（4）由于手术后对后尿道的创伤，致使局部组织反应性增强，加上留置气囊导尿管牵引压迫及术后持续膀胱冲洗的刺激，常常引起膀胱阵发性痉挛疼痛，患者烦躁不安、痛苦难忍时，及时报告医生处理。应用哌替啶、黄体酮、654-2，吲哚美辛栓等止痛药物，也可术毕安装止痛泵。

第三节　精索静脉曲张

【概　念】

精索静脉曲张系精索的静脉回流受阻或瓣膜失效血液反流引起血液淤滞，导致蔓状静脉丛迂曲扩张。

【病　因】

静脉壁及其周围结缔组织薄弱或提睾肌发育不全，静脉瓣膜缺损或关闭不全；左侧精索内静脉行程长并呈直角进入肾静脉，静水压力高；左精索内静脉可能受乙状结肠压迫；右髂总动脉压迫左髂总静脉。

【临床表现】

病人站立时阴囊胀大，有沉重及坠胀感，可向下腹部，腹股沟或腰部放射，行走劳动时加重，平卧休息后减轻。

【护　理】

（一）术前护理

（1）心理护理　患者大多是一些年轻的不育患者，心理负担及家庭压力较大，担心术后仍然会不育。针对这种情况，应耐心地向他们讲解该病的预后情况，稳定患者的情绪，鼓励其树立战胜疾病的信心，积极配合治疗。

（2）术前晚嘱患者服用镇静药，保证足够的休息；术日晨给予灌肠 1 次，肌肉注射阿托品 0.5mg 苯巴比妥钠 0.1mg。

（二）术后护理

（1）全麻术后去枕平卧 6 小时，未完全清醒病人，头偏向一侧，避免呕吐物误吸引起呛咳甚至窒息。同时给予氧气吸入，心电监护，观察生命体征变化。

（2）全麻气管插管致呼吸道分泌物多黏稠，痰液不易咳出，同时病人自感咽部干燥疼痛不适，给予雾化吸入，协助病人将痰咳出，保持呼吸道通畅。

（3）术后绝对卧床 24 小时，观察腹部切口渗血情况，注意有无继发出血。如刀口渗血较多，应局部沙袋加压或冰袋冷敷，同时给予止血药物。

（4）术后病人腹胀，胃肠功能未恢复者，应禁食；嘱病人在床上做适当运动或下床轻度活动。腹胀未减轻者，遵医嘱肌肉注射新斯的明或新斯的明足三里封闭。

第四节　肾结核

【概　述】

肾结核常见于青壮年，以20～40岁最常见，男性多于女性，一般多为单侧性，约10%为双侧性，早期病变为肾髓质及肾乳头的局限性结核病灶，继续发展则为干酪样坏死，形成空洞，多个结核空洞发展并融合变成肾积脓而使全肾破坏。发展至肾周时可形成结核性肾周炎、肾周炎性脓瘘等。结核病变可引起输尿管纤维组织增生，使其增粗、变硬、管腔狭窄，加速肾脏的破坏。膀胱结核病变以三角区最先受累，使对侧输尿管口狭窄或关闭不全，引起对侧肾积水，结核分枝杆菌也可逆行感染对侧肾脏，使其功能受损，晚期患者，全肾功能严重损害，成为尿毒症。

【临床表现】

1. 症状

（1）膀胱刺激征：尿频、尿急、尿痛，特别是夜尿增多，这是肾结核的最重要也是最早出现的症状。当膀胱结核病情加重时，尿频也越显著，继而可出现尿急及尿痛。早期尿频是由于结核菌和脓尿刺激膀胱黏膜或黏膜溃疡所致；晚期则因膀胱容量缩小，以致排尿次数增多，乃至出现急迫性尿失禁。

（2）血尿：血尿是肾结核的第二个重要症状，发生率为70%～80%。一般与尿频、尿急、尿痛等症状同时出现。血尿的程度不等，多为轻度的肉眼血尿或镜下血尿，仅3%的病例为明显的肉眼血尿，并且是唯一的首发症状。多数为终末血尿，乃是膀胱的结核性炎症和溃疡在排尿时膀胱收缩所致出血。若出血来自肾脏，则可为全程血尿。

（3）脓尿：其发生率20%左右。尿液中可出现大量脓细胞，同时在尿液内亦可混有干酪样物质，使尿液混浊不清，严重者呈米汤样脓尿。

（4）腰酸、腰痛：结核一般无明显疼痛，但当肾脏破坏严重引起结核性肾结石或肾周炎时，可出现腰酸、腰痛。少数患者可因血块或脓块堵塞输尿管而引起绞痛。

（5）全身症状：贫血、消瘦、低热、盗汗、食欲减退、血沉加快等。

2.体征　肾结核体检无异常所见。少数患者感腰部酸痛。当肾已严重破坏，成为结核脓肾时，可发现肿块。晚期肾结核可有发热、盗汗、贫血、虚弱、消瘦、食欲不振等结核典型症状。有肾积水时，可出现水肿、呕吐等慢性肾衰竭症状。

【护　理】

1.术前护理

（1）应用抗结核药物，配合手术治疗。抗结核药按方案服用，必须坚持早期、联合、足量和规律用药的原则。向患者和家属讲清坚持服药的意义，取得合作，控制病情，防止进一步加重。

（2）加强营养，鼓励患者进食高蛋白质、高维生素食物。患者体力消耗大，消瘦，低热，抵抗力低下，术前合理地调节饮食可增强抗病能力，对术后恢复起积极作用。

（3）保持个人卫生，预防感冒，勤换衣裤，鼓励多饮水。

（4）了解对侧肾功能，配合留取生化标本及做好各项检查工作，以决定手术是否可行。

（5）关心体贴患者，指导患者以休息为主，保证足够的睡眠；病室内经常通风换气，保持空气新鲜，温度、湿度适宜。

（6）胸外科术前护理

2.术后护理

（1）继续应用抗结核药物：术后即静脉点滴异烟肼 300mg，防止结核感染扩散；术后第 2 日改为口服抗结核药，协助患者按时按量服用。

（2）体位：术后血压平稳后给予半卧位，有利于伤口引流，减轻伤口张力，促进愈合。

（3）给予静脉营养：静脉输入白蛋白、脂肪乳或输血，增加热量和蛋白含量，有利于组织修复，提高抗感染能力。

（4）监测体温： 手术应激导致术后患者高热，可持续数日。每日测体温 4 次，体温超过 39℃改每日测体温 6 次，同时遵医嘱给予降温处理，控制体温在 39℃以下；注意补足液体量，保持出入量平衡，保持水、电解质平衡；随时倾听患者主诉，加强生活护理，增加患者舒适感。

（5）应用抗生素，预防全身感染。协助患者早期床上活动，定时翻身拍背，鼓励咳痰，预防肺部感染；保持尿管通畅，外阴清洁，鼓励大量饮水，预防泌尿系统感染。

（6）健康指导：出院后仍需服用抗结核药 3～6 个月，嘱患者按时服药，因抗结核药对肝脏有一定的毒性，故同时服保肝药，减轻肝损伤的程度。术后 3 个月复查，检测生化指标，指导用药。

第十三章 神经外科疾病的护理

第一节 重型颅脑损伤

【概 述】

颅脑损伤是因暴力直接或间接作用于头部引起颅骨及脑组织的损伤。根据格拉斯哥昏迷记分法确定，当格拉斯哥昏迷记分≤8 分时，为重度颅脑损伤。

【临床表现】

颅脑损伤临床表现为意识障碍、头痛、恶心、呕吐、癫痫发作、肢体瘫痪、感觉障碍、失语及偏盲等。颅底骨折可出现脑脊液耳漏、鼻漏。脑干损伤时可出现意识障碍、去大脑强直，严重时发生脑疝危及生命。

【护 理】

1．急救护理

（1）症状观察及护理：首先了解病人受伤时间、原因及病情发展过程等。严密观察病人生命体征及意识、瞳孔、肢体活动情况，特别注意病人有无休克、颅内出血、脑疝、机体其他部位的并发症。迅速建立静脉通路，对脑疝病人立即静脉滴注脱水药；对疑有颅内血肿的病人做好术前准备工作。

（2）保持呼吸道通畅：重型颅脑损伤病人多伴有不同程度的意识障碍，故应采取侧卧位或半卧位，头偏向一侧，以利于呼吸道分泌物排出，防止呕吐物误吸引起窒息。舌后坠阻塞呼吸道时应放置导气管或用舌钳将舌拉出，必要时可行气管切开。

（3）纠正休克：开放性颅脑损伤时引起失血性休克，应使病人保持平卧，注意保暖，补充血容量。

（4）转送病人：当病人休克得到初步纠正，生命体征象对平稳后方可转运。当伴发其他脏器损伤和骨折时，应当初步处理后再转送。转送途中应备好急救物品，并严密监测生命体征、意识、瞳孔、肢体活动及伤口情况，保持呼吸道通畅。

2．一般护理

（1）卧位：术前术后均应抬高床头 15。30。以利静脉回流，减轻脑水肿。有脑脊液耳漏者，以头偏向患侧为宜，以便引流，防止脑脊液逆流造成颅内感染。

（2）预防颅内感染：开放性颅脑损伤应及时清创和常规应用抗生素。有脑脊液漏、鼻漏者，要注意保持耳、鼻孔及口腔的清洁，尽可能避免挖鼻孔、打喷嚏和咳嗽，严禁填塞或用水冲洗耳、鼻以及经鼻吸痰和插胃管，以免引起逆行感染。每日测体温 4 次，密切观察有无颅内感染征象。

（3）高热护理：感染或脑干损伤均可引起高热，应查明原因。体温高时应及时给予降温，保持体温在正常或接近正常范围内。可采用药物及物理降温两种方法。对中枢性高热多以物理降温为主。如酒精擦浴、冰水灌肠、冰水洗胃或冰毯；必要时行低温冬眠疗法。

（4）加强基础护理，防止并发症的发生：对于昏迷的病人要注意保暖，定时拍背排痰，清理呼吸道，预防坠积性肺炎。按时给予翻身，保持床单清洁干燥，每日按摩骨凸部位，做好皮肤护理，防止褥疮的发生。躁动病人谨慎使用镇静药，应设专人看护，给予适当约束，防止坠床及意外发生。

（5）冬眠的护理：冬眠疗法是采用冬眠药物和物理降温的方法使机体处于低温状态。广泛脑挫裂伤、脑干及丘脑下部损伤伴有中枢性高热者，采用此疗法，以达到镇静、安眠、降低脑组织新陈代谢、提高脑组织对缺氧的耐受力，以保护受伤脑组织，减低脑水肿。常用药物有冬眠Ⅰ号、Ⅱ号、Ⅳ号合剂。护理时应注意：①遵医嘱选用适当的冬眠合剂，待自主神经受到充分阻滞、机体御寒反应消除、病人进入昏睡状态后，再加用物理降温措施。因为如果没有冬眠药物的保护，36℃以下的体温可使机体产生寒战，从而增加机体耗氧，并消耗热能。降温以肛温 32℃～34℃为宜，冬眠时间一般为 3～5 日。②病人房间应保持安静，光线较暗，室温在 18℃～20℃。有专人看护，并备好急救药品及物品。病人应平卧，搬动病人或翻身时，动作要轻柔、缓慢，以防止发生直立性低血压。⑧治疗前观察并详细记录病人的生命体征、意识及瞳孔等，以比较治疗前后症状变化。治疗期间严密观察病情，特别是血压和体温的变化，发现异常及时采取措施。④冬眠药物最好经静脉滴注，以便通过滴速的调节控制冬眠深度，使体温稳定在治疗要求范围内。⑤保持呼吸道通畅，定时翻身、叩背、超声雾化吸入，以防止肺炎的发生；仔细观察皮肤及肢体末端的血液循环情况，并给予按摩以防止发生冻伤及褥疮等并发症。⑥停止冬眠治疗时，应首先停止物理降温，再停止冬眠药物。停止冬眠措施后，病人体温会自然升高，如因药物蓄积致使复温困难时，可使用热水袋等方法升温。

（6）营养支持：颅脑外伤或术后采用静脉输液补充热能，输液总量一般不宜超过 1 500ml，以防止脑水肿的发生或发展。以后可根据病人的意识状态和胃肠功能改为流食或鼻饲饮食。

（7）健康指导：重型颅脑损伤病人昏迷时间较长，其护理是一个漫长的过程，且病情常有波动，因此护士要做到主动、细致、认真、负责。要指导病人家属掌握必需的护理知识，取得家属的配合，促进病人早日康复。

第二节　帕金森病手术患者的护理

【概　述】

帕金森病（Parkinson，s disease）又称帕金森病（paralysis agitans），是一种常见的运动障碍疾病，以静止性震颤、运动减少、肌强直和体位不稳为主要临床特征。

【临床表现】

常为 50 岁以上的中老年人发病，发病年龄平均为 55 岁，男性稍多，起病缓慢，进行性发展。首发症状多为动作不灵活与震颤。随着病程的发展，可逐渐出现下列症状和体征。

（一）静止性震颤多从一侧上肢开始，呈现有规律的拇指对掌和手指屈曲的不自主震颤，类似“搓丸”样动作。有静止时明显震颤，动作时减轻，入睡后消失等特征，故称为“静止性震颤”；随病程进展，震颤可逐步涉及下颌、唇、面和四肢。少数患者无震颤，尤其是发病年龄在 70 岁以上者。

（二）肌强直多从一侧上肢或下肢近端开始，逐渐蔓延至远端、对侧和全身的肌肉。

面肌强直使表情和瞬目动作减少，造成“面具脸”。颈肌、躯干肌强直而使躯体呈前屈姿势；行走时上肢协同摆动的联合动作减少或消失。肌强直与锥体束受损时的肌张力增高不同，后者被动运动关节时，阻力在开始时较明显，随后迅速减弱，呈所谓折刀现象，故称“折刀样肌强直”，多伴有腱反射亢进和病理征。而本病患者的肌强直表现为屈肌和伸肌肌张力均增高，被动运动关节时始终保持阻力增高，类似弯曲软铅管的感觉，故称“铅管样肌强直”。多数患者因伴有震颤、检查时可感到均匀的阻力中出现断续停顿，如同转动齿轮感，称为“齿轮样肌强直”，这是由于肌强直与静止性震颤叠加所致。

（三）运动减少患者随意动作减少、减慢。多表现为开始的动作困难和缓慢，如行走时起动和终止均有困难。精细动作很难完成，系裤带、鞋带等很难进行。书写时呈字越写越小的倾向，称为“写字过小征”。

（四）体位不稳行走时步距缩短，常见碎步、往前冲，称为“慌张步态”。

【护　理】

1、术前护理

（1）嘱病人穿透气性较好的衣服及平底鞋。

（2）防护设施良好，确保病人安全。

（3）自理能力较差者，及时提供生活护理。

（4）遵医嘱指导病人进行肢体功能锻炼。

2. 术后护理

（1）按全麻病人术后护理要点。

（2）定时监测病人意识、血压、脉搏、呼吸的变化及肢体活动状况，发现异常立即通知医生。

（3）观察病人吞咽功能恢复情况。

（4）遵医嘱按时、按量给予病人药物治疗。

（5）做好安全防护，避免外伤的发生。

（6）观察病情的缓解程度及有无复发。

（7）指导病人进行肢体康复训练。

【健康指导】

1. 遵医嘱按时、按量服药。

2.嘱病人远离磁场，如电脑、磁共振等。

3.注意皮下接受器的保护。

4.教会病人肢体功能锻炼的方法，每天坚持锻炼。

第三节 垂体腺瘤

【概 述】

垂体腺瘤系发生于垂体前叶组织的良性肿瘤，根据其分泌激素的特点分为：①功能性垂体腺瘤，包括生长激素腺瘤、催乳素腺瘤、促肾上腺可的松腺瘤、混合型腺瘤等。②无功能性垂体腺瘤。

【临床表现】

垂体腺瘤为内分泌腺瘤，不同类型垂体腺瘤可有不同临床症状，如生长激素腺瘤在成人表现为肢端肥大症，在青春期以前呈巨人症；催乳素腺瘤病人则表现为女性闭经、溢乳及不育，男性为乳房发育、溢乳及阳痿；促肾上腺可的松腺瘤病人表现为库欣综合征，如向心性肥胖、满月脸、高血压、多毛、月经失调、痤疮及紫纹等。如果肿瘤增大，压迫周围组织，则出现头痛、视力减退、视野缺损、眼睑下垂及眼球运动功能障碍等压迫症状。

【护 理】

1.术前护理

（1）遵医嘱留取激素血标本及与手术有关的标本并及时送检。

（2）自理能力较差的病人，协助其完成术前常规检查。

（3）多饮、多尿的病人，准确记录出入量。

（4）观察病人有无突然剧烈头痛、复视、视力减退或失明、意识障碍等症状，发现异常立即通知医生，并做好抢救或手术的准备。

（5）向病人讲解术后注意事项。

（6）遵医嘱及手术要求，做好术前常规准备。

3. 术后护理

（1）按全麻病人术后护理要点。

（2）定时监测病人意识状态、瞳孔、眼球活动及位置、血压、脉搏、呼吸的变化及肢体活动状况，发现异常及时通知医生。

（3）术后低颅压者，观察有无恶心、呕吐等症状，必要时给予头低脚高卧位及止吐药物。

（4）遵医嘱静脉补充液体，尿崩者准确记出入量，注意水、电解质平衡的观察。

（5）观察伤口有无渗血、渗液及渗出液的量、颜色及性状，发现异常及时通知医生。

（6）经口鼻蝶手术病人若口腔内有引流条不可自行拽出，及时通知医生给予处理。

（7）保持呼吸道通畅，及时吸出口腔内的分泌物。

（8）遵医嘱继续用氯麻滴鼻液滴鼻，观察病人有无脑脊液鼻漏现象，发现异常及时通知医生。

（9）鼻漏病人禁止堵鼻。

（10）禁止经鼻漏侧孔插鼻管或吸痰。

（11）定时进行口腔护理，指导病人用复方硼砂溶液漱口，预防口腔感染的发生。

（12）病情允许的情况下，可抬高床头 30° ~60° ，以使脑组织移向颅底层闭漏口。

【健康指导】

1. 遵医嘱应用激素和癫痫药物治疗者，嘱病人不得任意停药、加量或减量。

2. 经蝶手术的病人，保持大便通畅，预防感冒、尽量不打喷嚏等。出院一个月内用盐水漱口，不要刷牙。

3. 遵医嘱选择最佳的放疗时间。

4. 进食低糖、低脂、高蛋白、高维生素的饮食。

5. 活动要适度，若感觉异常应随时就诊。

第十四章　骨外科疾病护理

第一节　四肢骨干骨折

【概　述】

骨的完整性或连续性中断称之为骨折。

【临床表现】

1. 骨折的特有体征

（1）畸形　骨折段移位后，伤肢形状改变。

（2）反常活动　在肢体无关节部位，骨折处可有不正常活动，称为假关节。

（3）骨擦感　骨折端相互摩擦时，可听到或感到骨擦感。

2. 骨折的其他表现

（1）疼痛和压痛　骨折处均有疼痛，尤其在移动时更剧。触诊时，骨折局部有压痛。

（2）局部肿胀与瘀斑　骨折时因有出血，形成局部血肿，软组织损伤可发生水肿、患肢肿胀、皮下出现瘀斑。

（3）功能障碍　骨折后由于肢体内部支架的断裂和疼痛，使肢体丧失部分或全部活动功能。

【护　理】

1. 术前护理

（1）心理护理　患者因有对环境陌生，担心疾病预后及对手术知识不了解等心理问题，故应向患者及家属讲明手术治疗的方法及愈后效果，同时做好入院宣教及健康教育工作，护理人员应主动关心、态度和蔼、语言亲切，取得病人的信任，通过沟通与交流，鼓励病人表述思想情绪的变化，有的放矢地进行心理疏导，及时向病人介绍手术成功的病例，使其树立战胜疾病的信心和勇气。使病人主动地配合治疗和护理。消除后顾之忧。

（2）生活护理　勤巡视病房，给予病人生活上的照顾，满足其基本的生活需要，如协助饮水、进食及大小便等，对长期卧床者，定时协助翻身、按摩、沐浴、更衣等生活护理。做好口腔及皮肤护理。预防各种并发症的发生。保持病室环境及床单元整洁、空气新鲜，增加病人舒适感，防交叉感染。

（3）疼痛护理

①针对不同的疼痛原因，对症处理，切忌盲目给予止痛剂。创伤性骨折者，在现场急救中予以临时固定可减轻疼痛，并发骨筋膜综合征者，应及时解除压迫，必要时手术减压，已发生压疮者，做好压疮护理。

②药物镇痛：对疼痛原因已明确者，在局部对症处理前可用镇静、止痛药物，以减轻病人痛苦。

③疼痛轻者，通过分散或转移注意力来减轻疼痛，如与病人交谈、听音乐等。

④在进行各项护理操作时，动作应轻稳，在移动病人前先做好解释工作，在移动过程中重点托扶损伤部位。

（4）术前健康指导，有利于术后康复，给病人详细讲解手术治疗的重要性和必要性，术前、术中注意事项及配合措施，术后恢复及患肢功能锻炼等，让病人对自己的病情有大致的了解。

（5）患者术前准备

①术前常规检查，如血常规、出现血时间、肝肾功能感染三项及心电图、胸透等。

②术前晚清洁灌肠一次，禁饮食 6 小时。

③备皮　术前充分的皮肤准备是预防感染的途径之一，备皮时注意勿损伤皮肤，备皮后用肥皂水冲洗干。

④观察病人夜间睡眠情况，如入眠困难者，可遵医嘱使用镇静剂。

2. 术后护理

（1）观察生命体征及刀口渗血情况

（2）观察患肢血液循环　包括颜色、温度、感觉、运动及毛细血管反应等变化。发现有肢体疼痛、肿胀、麻木等异常情况，应及时报告医生处理。

（3）抬高患肢 20° ～30°，以利静脉回流，促进血液循环，预防或减轻肢体肿胀。

（4）放置引流管时，应保持引流管通畅，防止扭曲、折叠、受压、堵塞、脱出。每隔 2 小时由近端向远端挤压管道防止血块堵塞。并观察引流液颜色、性质和量，并做好记录。一般 48～2 小时后，即可拔除引流管。

（5）饮食　术后 1～2 天给予清淡易消化饮食，根据病人情况可逐渐改为高热量、高蛋白、高维生素饮食，促进伤口愈合，以增强机体抵抗力。

（6）功能锻炼　根据病人情况，指导病人循序渐进地进行功能锻炼，防止关节僵直，肌肉萎缩、减轻肢体肿胀。术后主动或被动活动要有效地恢复肢体功能和全身健康，使手术达到预期效果。伤肢关节术后可立即行功能锻炼。

【健康教育】

1、营养指导　调整膳食结构，保证营养素的供给

2、功能锻炼　指导病人有计划和正确地进行功能锻炼。

（1）胫腓骨干骨折　伤后早期进行髌骨的被动活动和趾间关节活动。支具固定期练习膝、踝、关节活动。等去除外固定后，全面进行关节活动，逐渐下地行走。

（2）肱骨干骨折　复位固定后即开始手指主动屈伸运动。支具外固定或手术内固定者，2～3 周后进行肘、腕关节的主动活动和肩关节的外展内收活动。4-6 周进行肩关节的旋转活动。

（3）肱骨髁上骨折　伤后一周内开始练习握拳、伸指、伸腕活动。

（4）尺、桡骨干双骨折　进行功能锻炼时避免骨折段再移位。

（5）Colles 骨折　复位固定后即开始握拳、运动手指、掌指、肘关节及前臂主动舒缩，并逐渐进行肩关节伸、屈、内收、外展、内旋、环转和屈伸活动。到 3～4 周解除固定后，进行两手掌相对练习腕背伸，两手背相对练习掌屈。

（6）股骨颈骨折　按康复进程功能锻炼，正确使用拐杖及其他助行器，以防跌倒。

（7）股骨颈骨折　疼痛减轻后，即开始进行股四头肌等长收缩，以促进血液循环。

（8）定期到医院复查，若有异常情况，随时就诊，一年之内固定。

第二节　脊柱侧弯

【概　述】

脊柱侧弯是脊柱向侧方弯曲畸形，伴有脊柱的旋转。在一个主要弯曲的上下，常有一个反方向的代偿弯曲，使躯干发生“S”畸形，严重者可压迫脊髓和影响内脏功能。

脊柱侧弯按发病原因分为：先天性脊柱侧弯，一般有明确骨发育畸形；特发性脊柱侧弯，发病原因不明，约占全部脊柱侧弯的80%，多见于青少年。主要是由于不对称的生长和不对称的肌肉作用所致。

【护　理】

1．术前护理术前除完成必要的常规准备以外，还应：

（1）肺功能锻炼：因为有些侧弯使胸廓发育畸形。为减少术后并发症，应加强肺功能，进行深呼吸训练和吹气球等。

（2）悬吊牵引：对僵硬的脊柱畸形病人术前实施悬吊牵引。具体做法是：病人站立，用颈颌牵引带向上牵引，使病人足跟离地5cm～10cm（脚尖着地），其自身重量为反牵引力，每日2～3次，每次10～20分钟。牵引时应有护士守护。悬吊牵引的目的是使椎旁挛缩的肌肉、韧带及小关节松弛，以便手术时能使畸形达到最大限度地矫正。

（3）加强心理护理：让病人了解手术的作用和术后会出现的问题和困难，做好应有的思想准备，使其能在手术前后很好地配合治疗和护理，避免术后发生断棍、脱钩或上关节突骨折等并发症。

2．术后护理

（1）神经功能的观察：在病人麻醉完全恢复后，应观察双下肢的感觉运动功能及尿道括约肌功能，可牵拉导尿管，询问病人的感觉，并与术前做比较对照。

（2）引流管的观察：由于手术创伤大，会有较多渗血。因此，手术一般在伤口内放置引流管，并行负压吸引。引流期间应注意观察引流管是否通畅和引流量的变化，及伤口敷料有无渗血。引流量多的病人应密切注意全身情况和生命体征的变化，发现问题应及时处理。引流管一般2～3日后拔除。

（3）轴向翻身：按时给予病人轴向翻身。脊柱侧弯病人容易在侧凸部位发生褥疮，因此需经常察看，并给予按摩。一般每2小时轴向翻身1次。轴向翻身的方法是：2名护士分别站在病床两侧，患者平卧屈膝，护士一人将手置于患者肩部、臀部，轻轻将患者翻转向自己一侧成45。侧卧位，另一护士将软枕垫在病人腰背部。护士的双手动作要一致，以保持病人的脊柱在一个平面上，不产生扭转。强调轴向翻身的目的是保证病人的脊柱不发生扭转，防止脱钩等并发症发生。

（4）功能锻炼：应根据病人病情、体质、手术方式及内固定的坚固程度制定锻炼计划。术后初期可在床上做适当的四肢活动和深呼吸运动。2周拆线后，可先行床边坐位，然后床旁站立，待能站稳1～2小时后再穿支具或石膏背心离床活动。活动范围及活动强度应循序渐进，早期禁忌脊柱弯曲、扭转及提取重物的活动或劳动。

（5）出院指导：要求出院病人穿戴石膏背心或支具至少半年，在此期间应避免剧烈体育运动、负重和脊柱过度弯曲、旋转等动作，防止发生脱钩、断棍等并发症。

第三节　腰椎间盘突出症

【概　述】

腰椎间盘突出症又称腰椎纤维环破裂症或腰椎髓核脱出症。突然或连续地受到压力都可致腰椎间盘发生突出。最常见的原因是在没有足够准备的情况下搬动或抬举重物，急剧扭转腰部，长时间弯腰后猛然直起。在某些情况下由于腰部的轻微扭动，也可发生腰椎间盘突出。

本病好发于青壮年，男性多于女性。主要临床表现为腰痛，伴有向一侧下肢放射痛。急性发作时，常卧床不起，翻身极为困难。腰椎活动极度受限。病程较长者常出现腰椎向一侧弯曲，并伴有不同程度的肌力变化和肌萎缩。

【护 理】

1.非手术治疗护理

（1）病人绝对卧床休息，初次发病或病程较短的卧床两周，使突触间盘和神经根的炎性水肿减轻或消退。从而缓解疼痛。

（2）骨盆牵引可减轻椎间隙的压力，使早期突出的间盘部分还纳而改善症状。牵引重量一般在 20kg 以内，可以持续或间断牵引。

（3）热敷等理疗可促进局部血液循环，减轻肌肉痉挛，缓解疼痛。

（4）疼痛明显的病人可口服非甾体类消炎镇痛药物。

（5）急性期（2 周）后开始进行腰背肌锻炼，并带腰围下地活动。腰背肌锻炼可根据病人的年龄、体力而定。应由简及繁，由轻渐重。俯卧位抬头挺 胸，可锻炼背肌，仰卧屈膝时，抬起臀部，使腹肌、背肌和臀肌都可得到锻炼。

2.手术护理

（1）术前护理

1）定时监测血压、脉搏、呼吸的变化。

2）术后平卧起到压迫止血的目的，6 小时后，每 2～3 小时帮助病人竖向翻身一次，翻身时保持脊柱平行，严防扭曲，并按摩受压部位

3）观察引流管是否通畅，预防逆行感染，术后 48～72 小时拔除引流管，若出现引流量过多且液体稀薄色淡时，立即通知医生。

4）观察伤口疼痛程度，遵医嘱给予镇痛药物。

5）鼓励病人进行营养丰富、易消化的饮食，多吃水果、蔬菜，保持大便通畅。

6）观察下肢感觉及运动恢复情况。

【健康指导】

1.行走和外出时需佩戴腰围，注意安全。

2.继续坚持腰背肌功能锻炼，防止肌萎缩。

3.卧床时采取床头抬高 30°，同时轻屈膝位，有利于减少脊柱前凸，缓解 背肌痉挛。

第四节　骨盆骨折内固定术

【概　念】

骨盆的完整性受损称“骨盆骨折”。

【病　因】

骨盆骨折多由强大暴力或意外损伤引起。

【临床表现】

臀部疼痛，不能坐起，会阴部肿胀，耻骨联合处凹陷，骨盆压力试验阳性。

【护　理】

1．术前护理

（1）心理护理　由于严重损伤，患者情绪低落，有恐惧心理，对疾病缠身悲观情绪，因此，应关心体贴病人，做好心理护理，使其树立战胜疾病的信心。

（2）术前常规准备　查血生化、肝功、心电图、备皮，做青霉素皮试、普鲁卡因皮试等。

（3）术晨给予清洁灌肠和持续导尿。

2．术后护理

（1）严密灌肠生命体征变化　由于手术创伤大、切口长，前后路复手术解剖部位深，术中出血量多，术后应严密观察生命体征变化，给予心电监护、吸氧，进行心率、血压、呼吸、血氧监测。

（2）创面观察　术后创面渗血渗液较多，容易引起感染，因此，根据渗液情况及时更换敷料，保持创面干燥、清洁。保持负压引流管通畅，观察引流液量、性质、颜色，妥善固定引流管，倾倒记录引流液时严格遵守无菌操作。术后 48～72 小时考虑拔管。观察足背动脉搏动及双下肢血运、感觉、活动情况，发现异常及时报告医生。

（3）预防褥疮发生　应用气垫床，协助病人翻身，每 2 小时翻身一次。

（4）预防泌尿系感染　保持导尿管通畅，并观察尿液的颜色、性质和量，每日擦洗会阴 2 次，鼓励病人多饮水，鼓励病人自解小便，尽量缩短留置导尿管的时间。

（5）指导功能锻炼　通过主动或被动活动，对防治肌肉萎缩、关节僵硬、下肢静脉血栓有重要意义。术后第二天在床上做上肢伸展运动、股四头肌收缩、踝关节背伸和跖屈、足趾伸屈活动，以保持肌力，防止肌肉萎缩、关节僵硬。术后 2 周鼓励病人在床上进行髋关节、膝关节活动，先为被动活动，逐渐过渡到主动活动。术后 6-8 周扶拐行走，术后 12 周逐渐锻炼弃拐负重行走。

第五节　脊柱骨折并创伤性截瘫

【概　念】

脊柱骨折脊髓损伤平面以下感觉、运动、反射完全消失，膀胱、肛门括约肌功能完全丧失称“完全性截瘫”；部分功能丧失称“不完全性截瘫。”

【病　因】

脊柱骨折往往合并脊髓损伤，轻者脊髓受压，重者脊髓横断。这是一种严重致残性损伤，多数为高处跌下、车祸、暴力打击或砸伤，以胸腰段椎体最易发生，屈曲型多见。

【临床表现】

截瘫病人的临床症状取决于脊髓损伤的截面的程度。

1．上颈段（颈椎 1～4）支配区完全损伤　均发生高位截瘫，损伤平面以下全瘫，有严重的呼吸困难和呃逆，中枢性排尿障碍，全身失去交感神经支配，体温调节功能障碍，常伴有顽固性高热或低温，日后可出现四肢全瘫。

2．颈膨大（颈 5～胸 2）　支配区完全性损伤　上肢弛缓性瘫痪，下肢痉挛性瘫痪，两侧对称，常伴有霍纳氏征阳性。

3．胸髓（胸 3-12）支配区完全性损伤　上肢不受影响、下肢痉挛性瘫痪、两侧对称，损伤平面以下感觉、运动功能障碍，大小便功能障碍，容易建立反射性膀胱，由于血管舒缩功能障碍较重，易出现直立性低血压。

4．要膨大（腰 1-骶 2）支配区完全损伤　下肢弛缓性不全瘫会阴部与鞍形感觉？消失，膀胱直肠机能障碍较重，大小便先滞留而后失禁，常形成扩张性膀胱，并有性机能障碍。

5．马尾神经损伤　可无下肢瘫痪或只有轻度症状，尿失禁，可伴有肢体疼痛及沉重感。

6．半侧脊髓损伤　表现为脊髓损伤的同侧运动功能障碍，深感觉减退或消失；对侧痛、温觉减退和消失。两侧触觉往往不受影响。

【护　理】

因外伤导致脊髓器质性改变尚无有效办法，病人需长期卧床病人易发生精神苦闷、悲观失望。截瘫平面以下感觉运动功能障碍及内脏功能紊乱，全身抵抗力降低，可导致许多严重的并发症。护理工作担负着防治并发症及防止进一步加重脊髓损伤的任务，要求护理工作者高度的责任心及较高的专业水平，精心护理，防止并发症，调动病人的积极性，保持体力，为康复奠定基础。

（一）疼痛的处理

脊髓损伤平面以下截瘫，失去痛觉，可是椎体骨折部位仍有疼痛感觉存在。为此，须保持局部稳定，方可止痛；翻身时勿扭转躯干，搬运颈椎骨折的病人，注意保持颈椎的生理曲度，颈椎双侧可置沙袋固定，防止头部转动。

（二）确定知觉平面，指导肢体活动

反复多次地由远端至近端测定感觉平面，并做好记录，可明确病情变化和治疗效果。若感觉平面逐渐上升，应考虑椎管内出血、血肿压迫，应及时手术探查，同时也要检查肢体的活动范围，不能自主活动的部位应给予按摩及被动活动；能作自主活动的部分，须指导功能活动，防止关节畸形发生。

（三）呼吸系统并发症的防治

1．截瘫病人易发生呼吸道梗阻及感染，也是截瘫病人早期死亡的主要原因。截瘫易发生呼吸道并发症的原因：

①伤后疼痛，不敢咳嗽和深呼吸以致排痰受限，尤以抽烟者为然。

②高位截瘫患者由于肋间肌麻痹，以致呼吸运动幅度减弱，继发缺氧及呼吸道的分泌物无力咳出。

③因病情需要而平卧木板床，导致咳嗽无力。

④因腹肌麻痹，肠蠕动减弱而致腹胀，导致肺膨胀不全。

由于上述诸原因引起肺膨胀不全，通气量减少，气管内分泌物不易排出，极易发生肺不张、肺炎、呼吸困难等并发症。

2．防治措施

①疼痛明显者，初期可给予必要的镇痛。

②鼓励、帮助排出呼吸道的分泌物，如拍打胸背部，定时翻身体位引流，通过运动促进肺部的血液循环，帮助痰液排出。

③痰液不易排出时，可给予超声雾化吸入，如用糜蛋白酶、庆大霉素等或投用祛痰剂（化痰片）稀释痰液，易于咳出。

④若腹胀明显者，应禁食，必要时行胃肠减压。

⑤高位截瘫病人出现呼吸困难时，可行气管插管，并用呼吸机辅助呼吸。而气管切开对改善呼吸困难无多大意义。

⑥适当应用抗生素，防治颈部感染。

（四）泌尿系统并发症的防治

1．泌尿系统感染　在截瘫病人中是很常见的。其原因有：

①截瘫病人多数有排尿机能障碍。

②多次、反复导尿或长期留置导尿管，由于无菌观念不强，尿液反流、细菌的带入等。

③导尿管的扭曲，尿液引流不畅，残余尿的存留。

④长期卧床，机体抵抗力下降。

2．防治措施

①持续导尿，定时开放　脊髓受损后，不论程度轻重，膀胱多处于一种感觉、运动消

失状态。膀胱内尿液积存，不能排出，使膀胱壁的平滑肌纤维牵拉过长而失去张力，形成无张力性膀胱。膀胱膨胀过度时，肌纤维及分布其间的末梢神经、血管可因过分拉长而发生断裂，继之形成瘢痕，可影响日后膀胱机能的恢复。因此，病人伤后常规留置导尿管，保持尿路通畅，让小便自流。伤后10天以内，主要是防止膀胱机能损害和尿路感染。当脊髓神经反射逐渐有所恢复时，应着手训练膀胱的舒缩功能，采取定时放尿，避免膀胱长期处于空虚状态引起逼尿肌萎缩，逐渐缩小最终形成挛缩膀胱。一般每4小时开放导尿管一次、既可预防膀胱缩小或过度膨胀，又有利于自律（或反射）性膀胱的建立。

②手压逼尿　一般于伤后3周拔出导尿管，采用手压逼尿，这样可避免长期留置导尿管引起感染，鼓励多饮水。手法挤压时，病人仰卧，操作者的双手掌重叠，放在膀胱的底，向下向后徐徐加压，至尿液排出。注意不要中断，挤压时不可用力过猛，以防膀胱损伤及逆行性泌尿系感染。若排尿时仍无法很好控制，可用尿袋或便壶持续接取。

③预防与控制感染　泌尿系感染一旦发生，应使用抗生素，多饮水；导尿管全开放、引流，床头抬高20～30cm，并冲洗膀胱，可用庆大霉素8万U加入生理盐水250ml中进行膀胱冲洗，冲洗时压力不宜过高，以防逆行性肾盂感染。冲洗液可在膀胱中保留20～30分钟后排出，以提高疗效。

（五）褥疮的预防和护理

1．截瘫病人易发生褥疮的原因

①截瘫以下皮肤感觉丧失，没有正常皮肤受压后的疼痛信号刺激，长时受压而发生血供障碍缺血坏死。

②截瘫以下的部位不能活动，以致某些部位长时间受压。

③截瘫平面以下的植物性神经功能紊乱，皮肤血管收缩，血供差。

④胃肠功能差，抵抗力差。

由于上述原因，加上骨突处的连续受压易形成褥疮。褥疮一旦形成，很难治愈，且易扩大，甚至发生败血症而危及生命。

2．防治措施

①定时翻身，变更体位，每 2 小时翻身一次，分别采取仰卧、左、右侧卧位。翻身时勿扭转躯干，应保持躯干平直。

②加用海绵垫或气圈保护皮肤，床单不可有皱褶，应保持干燥、清洁。

③骨突部位加强护理。如骶尾部、大粗隆、足跟等每日多次察看，翻身时骨突处施加轻柔按摩，促进局部血液循环。

④防止拖拉病人，以免磨破皮肤。

⑤加强营养，提高机体抵抗力。

（六）胃肠道功能紊乱的处理

1．病因　胃肠道功能紊乱是截瘫病人常见并发症之一。肠道和膀胱一样，由于截瘫平面以下交感神经兴奋，胃肠蠕动减弱，膀胱、直肠肌肉松弛，括约肌收缩，停止排便、排尿，又加上病人食欲不振、腹胀，所进食物中含纤维素相应减少，肠蠕动更弱，因此便秘极为常见。病人早期体内糖代谢障碍，引起蛋白质和脂肪大量消耗，体重急剧下降，病人明显消瘦。所以改善病人消化系统的功能，保证营养的供给，维持足够的热量是增强机体抵抗力，预防并发症的重要环节。

2．防治措施

①饮食管理和营养供给　早期适当控制饮食，以防腹胀，2 周后可进高蛋白、高热量、高纤维素和足够水分的饮食。

②改善消化系统功能　可按结肠走行方向按摩，投用轻泻剂，如番泻叶等。必要时采用低压灌肠，以软化大便。若为粪块阻塞，则可用手指掏出。

③便后注意肛周的清洁卫生。

（七）防止肢体挛缩与畸形

1．瘫痪的肢体应置功能位。

2．下肢瘫痪者用软枕头或托板支持足掌，使踝关节屈曲 90°，也可用护架撑被以防压迫而出现下垂足。经常清洗、按摩足部，经常更换膝关节的位置，并被动做膝关节伸屈活动，防止腘绳肌挛缩和关节粘连。

3．瘫痪肢体定时做按摩和被动活动，每天 4～6 次。

4．截瘫病人长期卧床，肌张力消失，瘫痪肢体易受地心引力或盖被的影响。萎缩的肌肉，如果持续在过伸或屈曲位不变，一般 2 周时间就会引起重要肌群挛缩畸形，如膝屈曲、足下垂等。为此，对瘫痪和未瘫痪的肌肉和关节进行被动和主动的功能锻炼极其重要。如用哑铃和拉弹簧锻炼上肢及胸背部的肌群，为扶双拐下地做好准备。同时还要积极锻炼腰背肌，以便起坐，一般每小时锻炼 3～5 分钟。若每天锻炼次数太少，且每次锻炼时间太长，肌肉由于持续长实践活动，肌酸沉积刺激末梢神经，引起疼痛，发生疲劳，效果反而不佳。除休息外，坚持每小时锻炼 3～5 分钟即可达到预期效果。

（八）颅骨牵引护理

颅骨牵引是治疗高位截瘫的重要措施。颅骨牵引的目的是使移位的颈椎复位，恢复生理曲度，保持稳定，防止脊髓进一步损伤。

护理方面应注意：

1．头与躯干须保持一直线，即使左右侧卧时。

2．恢复颈椎的生理曲度，枕头应垫在双肩及颈部，使头轻度后仰。

3．翻身时勿扭转躯干及颈部，即躯干旋转的方向及度数与头颈部的旋转的方向度数相同。

4．防止枕后部褥疮，局部可加按摩，定时翻身。

5．防止颅骨牵引弓脱出，上牵引弓后，初始 3～4 天内，每天拧紧螺纹一圈，以防脱落。一旦脱出，平行弓重新消毒，然后重新上弓。

6．防止感染　由于冰钳是放在颅骨外板上，须注意针眼的无菌操作。有时由于操作不慎，可能损失颅骨的内板，这时更应注意防止颅内感染。针眼滴 75%酒精，一日 2 次。

（九）　体温的护理

高位截瘫的患儿经常出现体温异常，最常见的是高热，往往高达 40℃以上。这是由于颈髓损失后，大部分交感神经失去作用，使损伤平面以下皮肤和毛细血管舒缩功能障碍，影响出汗而发生高热。这时应采用通气或冷敷降温，投用解热镇痛药无效。另一种情况是，高位截瘫的必然出现体温不升，也是植物性神经失调引起的。高热和体温不升都是病危征兆。

（十）手术前后的护理

1．术前准备 皮肤有否损伤、感染或压疮；术前灌肠，防止术中粪便污染手术野；导尿管应固定牢靠，防止脱落，手术前开放引尿。

2．术后护理 注意全身情况、伤口渗血情况、截瘫进展情况、橡皮引流管引流情况，翻身时勿扭转躯干，注意防止哈氏棒脱钩及鲁氏棒折断等并发症，防止大小便污染伤口，一般激素连用 3 天，防止脊髓由于手术刺激引起水肿（可用地塞米松 20mg，静脉点滴，每日 1 次）。

第六节 断指（肢）再植

【概 念】

断指（肢）再植，是把完全或不完全离断的肢体重新接回原位，通过显微外科手术恢复血液循环和功能的手术。

【病 因】

切割性离断、碾轧性离断、挤压下离断、撕裂性离断、炸伤性离断。

【临床表现】

离断肢体丧失血运，皮温低，颜色苍白，毛细血管反应消失，常有神经、血管、肌腱从近端抽出，创面多有污染。缺血时间长时可出现瘀斑。肢体残端常有活动性出血，骨质外露。断肢患者常伴有失血性休克。

【护 理】

（一）术前护理

1．断指（肢）的急救与保存 断指（肢）伤口内血管回缩很快会有血栓形成，近端应用清洁敷料或布类加压包扎，最好用绷带，包扎时要用力防止出血。离断肢体设法冷藏保存，切忌浸泡在任何液体中，冷藏时避免冰块直接接触，以免冻伤。

2．药敏试验 青霉素皮试、普鲁卡因皮试（急症外伤病人需做 TAT 皮试）。

3．手术区备皮。

4．术前静点抗生素。

5．术前 30 分钟肌注镇静及抑制腺体分泌的药物。

6．必要时术前插尿管。

7．预计手术中输血的病人，术前备血。

8．做好术前指导，包括心理护理。

（二）术后护理

1．去枕平卧 6 小时，禁饮食 6 小时。

2．体位及患肢位置　绝对卧床 7～10 天，禁止患侧卧位，抬高患肢略高于心脏 20～30cm。

3．复温和保温　保存室温 20～25℃，湿度 50%～60%。持续灯烤（60W），保持灯距在 40～60cm，使患肢温度保持在 37℃左右。

4．预防交叉感染　注意切口渗血、渗液的颜色、量、性质、有无异味等并准确记录。保持无菌敷料清洁、干燥并及时更换，常规术后第 1、3、7 天各换药一次。加强基础护理，预防交叉感染。

5．注意石膏的护理　保持石膏的制动位置，加强个人卫生。

6．病情观察

①密切观察生命体征的变化　神志、T、P、R、BP、尿量等，使其在正常范围；注意切口渗血、渗液情况。

②密切观察再植手指颜色、温度、皮肤张力、毛细血管反应时间、针刺和小刀口放血情况。

③密切观察术后抗凝药物的不良反应　皮肤及黏膜有无出血点、瘀斑、鼻衄，伤口处有无异常出血等。定期检查血常规及凝血四项是否有异常，及时调整用药剂量。

7．去除易引起血管痉挛的一切因素，如吸烟、疼痛、便秘等。预防血管危象及并发症的发生。

第十五章　妇产科常见疾病护理

第一节　滴虫性阴道炎

【病原体】

阴道毛滴虫于1830年Donne发现并命名，此后有100余种滴虫被发现，但只有阴道毛滴虫是人类致病的滴虫，见彩图22.它属厌氧性寄生原虫，适于在pH4.9～7.5、温度35～37℃、潮湿的环境中生存，在干燥环境及较长时间日晒下可杀灭，但在0℃下有生存5d，自来水中存活30min，50℃水中存活4min，温生理盐水中存活6d。所以即使离开人体也有传播能力。

【临床表现】

阴道及外阴受侵的组织细胞呈非特异性炎症表现，毛细血管增多，充血，红细胞、白细胞外渗，上皮下白细胞浸润。临床症状及体征：白带增多，呈灰黄色或黄绿色脓性，有腥臭味，泡沫状，严重者可混血液。外阴瘙痒、烧灼感、性交痛，尿急、尿频、尿痛。阴道、宫颈阴道段或尿道口充血，布满充血点，如草莓样。

【护　理】

1、治疗期间要保持外阴清洁，以防继发细菌感染，每日清洗外阴，换洗内裤。

2、急性期不要进食辛辣之品及饮酒。治疗期间禁止性生活。

3、治疗后即使检查滴虫阴性，仍要在下次月经干净后继续治疗1个疗程，并于每次月经后复查白带，3次阴性方可认为治愈。

4、在治疗中还需注意避免重复感染，内裤及洗涤用毛巾应煮沸5～10分钟以消灭病原体。

5、另外，因为滴虫不仅寄生于阴道，还常侵入尿道以及男性的包皮、前列腺液中，故对已婚患者，男方要同时治疗。如果仅妻子治疗，丈夫不治，妻子即使治愈，也会通过性生活被丈夫再次传染。如此周而复始，双方的滴虫病都顽固难愈。

第二节　子宫脱垂

【概　述】

子宫从正常位置沿阴道下降，子宫颈外口达坐骨棘水平以下，甚至子宫全部脱出于阴道口外，称为子宫脱垂，常伴有阴道前后壁膨出。主要是由于分娩损伤、营养不良造成支持器官组织周围结缔组织减少、长期的腹压增加使内生殖器官向下推移造成。

【临床表现】

子宫脱垂病人可自觉肿物自阴道脱出。轻者仅于劳动后脱出，经卧床休息后能自行回纳，重者脱出的子宫需用手回纳。因子宫长期暴露在外，局部形成慢性炎症，甚至溃疡，阴道分泌物增多。病人有下坠感及腰背酸痛，月经期或劳动时加重。也可因膀胱膨出而发生排尿困难、尿潴留及张力性尿失禁。直肠脱出时有便秘及排便困难。

【术前护理】

1. 心理准备：了解患者对疾病和手术的认识，给予安慰和解释，消除顾虑和恐惧。

2. 全身准备：按医嘱协助完成各项常规检查，指导患者摄入高蛋白、高热量、高维生素、低脂肪饮食。纠正贫血，将血红蛋白提高到大于等于80g/L。

3. 阴道准备：术前3天开始清洁阴道。手术日晨再次清洁阴道。

4. 皮肤准备：手术前1日剃毛备皮，上至剑突下，下至大腿上1/3，两侧至腋中线、外阴部。脐孔用棉签蘸汽油拭净，再用酒精消毒。协助患者沐浴、洗头、剪指甲、更衣，注意保暖，预防感冒。

5. 消化道准备：术前晚进半流饮食，术前8小时禁食、禁水。手术前晚及术前4小时用肥皂水灌肠。

6. 膀胱准备：术晨常规使用弗勒氏导尿管保留导尿，连接引流袋，保持通畅。

7. 按医嘱完成药物过敏试验，对有过敏反应者，在病历夹、体温单、医嘱单、床头牌做明显标记，并通知医师。

8. 其他：手术日晨了解有无月经来潮，体温升高等情况. 与手术室护士核对病人姓名、床号、住院号，并做好回室准备。

（二）术后护理

1.全麻未清醒前，连硬外麻醉者，去枕平卧6小时～8小时后协助翻身，术后次晨采取半卧位。

2.测血压、脉搏每30分钟1次（至少6次）至平稳。术后每日测体温、脉搏、呼吸3次，连续3日。正常后，改每日1次。

3.观察伤口有无渗血疼痛，用腹带固定，必要时，沙袋加压6小时。

4.保留导尿48小时，保持通畅，观察尿液性状，记录尿量，每日会阴擦洗2次。

5.全麻后患者禁食12小时，连硬外麻醉后禁食6小时。开始协助饮水，次日根据医嘱指导进食，肠蠕动恢复前禁食易产气食物。

6.做好预防术后并发症护理，减轻患者疼痛和不适。

7.术后第 3 天鼓励患者下床活动，观察有无阴道流血

第三节　妊娠合并急性阑尾炎

【概　述】

急性阑尾炎（acute appendicitis）是妊娠期最常见的外科疾病。妊娠期急性阑尾炎的发病率与非妊娠期相同，国内资料为0．5‰～1‰。妊娠各期均可发生急性阑尾炎，但在妊娠前 6 个月常见，分娩期及产褥期少见。通常认为妊娠与急性阑尾炎的发生无内在联系。妊娠期阑尾炎临床表现不典型，增加诊断难度，使孕妇和胎儿的并发症和死亡率大大提高。因此应掌握妊娠期阑尾炎的特点，早期诊断和及时处理对预后有重要影响。

【临床表现】

因妊娠周数的不同，急性阑尾炎的临床表现可有明显差异，孕早期急性阑尾炎的特点与非妊娠期基本相同，以下主要为孕中、晚期急性阑尾炎的主要表现。

（一）症状

1.腹痛　绝大多数急性阑尾炎患者腹痛起始于脐周或上腹部，逐渐转移至右下腹，部

分患者可无典型的转移性腹痛，腹痛和压痛的位置逐渐上升，有的甚至可达右肋下肝区。

腹痛的性质和程度取决于其病理类型：单纯性阑尾炎多为持续性腹痛或钝痛；化脓性或坏疽性阑尾炎则表现为阵发性剧痛或跳痛；阑尾腔梗阻者多呈阵发性绞痛。

2. 消化道症状 多数患者伴有恶心、呕吐、腹泻等症状。

3. 全身症状 可表现为全身乏力、发热、寒战等，阑尾穿孔时体温持续>38℃.

（二）体征

1. 妊娠期阑尾炎的压痛点 因孕期增大的子宫使阑尾向上、向外、向后移位，压痛点偏高，故典型的麦氏点压痛不再具有指导意义；当阑尾位于子宫背面时，疼痛可位于右侧腰部，增大的子宫将壁腹膜向前顶起常使压痛、反跳痛和肌紧张不甚明显，以下两种方法可协助找到确切的阑尾压痛点。

（1）Bryan 试验：患者取右侧卧位，妊娠子宫移到右侧而引起疼痛，提示疼痛并非子宫的疾病所致，可作为区别妊娠期阑尾炎与子宫疾病的可靠体征。

（2）Aldez 试验：检查者将手指放于最明显压痛点上，令病人取左侧卧位，使子宫倒向左侧，如压痛减轻或消失，说明疼痛来自子宫，如压痛较仰卧位时明显，提示疼痛来自子宫以外病变，阑尾炎的可能性大。

【护 理】

（1）轻症者可采取保守治疗，严密观察孕妇的胎心、胎动，注意孕妇的腹痛情况，并注意孕妇的宫缩及阴道流血情况。

（2）严密观察孕妇的生命体征，并做好记录。

（3）根据医嘱应用抗生素，控制感染。

（4）遵医嘱给予黄体酮肌肉注射，以防止流产的发生。

（5）阑尾炎手术后，一般平卧 6 小时后改为半卧位，以利于引流。

（6）术后第二日可进食半流质，阑尾炎穿孔或已有腹膜炎者禁食 3～5 日，肠蠕动恢复后再进食。

（7）引导孕妇早日下床活动，防止肠粘连的发生

（8）密切观察胎心及胎动，定时进行胎心监护，继续给予氧气吸入，并给予保胎药物，如多力妈、维生素 E 等，应用沙丁胺醇、硫酸镁减少流产、早产的发生概率。

（9）继续应用抗生素预防术后的感染。严格各项无菌操作。

（10）做好出院指导，做好孕妇的围产期保健工作

第四节 妊娠合并严重急性呼吸综合征

【概 述】

严重急性呼吸综合征（severe acute respiratory syndrome, SARS）目前认为是由一种新的冠状病毒引起的急性呼吸系统传染病，由世界卫生组织和美国疾病控制与预防中心命名，是一种传染性非典型肺炎。主要通过短距离飞沫、接触患者呼吸道分泌及密切接触传播。临床上以起病急、发热、头痛、肌肉酸痛、干咳少痰和乏力、腹泻为特征，严重者出现气促或呼吸窘迫。

【临床表现】

潜伏期 1～16d. 首先症状常为发热，体温常超过 38℃，可持续 1～2 周。有干咳、少痰、偶有痰中带血丝，肺部体征不明显。常伴有头痛、咽痛、全身乏力、肌肉酸痛和腹泻。无流涕、鼻塞等上呼吸道卡他症状。3～7d 后患者出现低氧血症、肺炎，10%～20%的病情严重者可出现呼困难，甚至出现呼吸窘迫综合征需机器辅助呼吸，严重可致死亡。病程进入 2～3 周后，发热渐退，症状及体征减轻或消失。本病肺部炎症改变的吸收和恢复则较为缓慢，体温正常后 2 周左右才能完全吸收恢复正常。

【护 理】

（1）像对待亲人一样地对待患者：由于患者无法见到亲人 ，内心已经感到焦虑 ，因此需要病区医护人员在严格遵守防护措施的前提下 ，让患者得到没有恐惧、 没有嫌弃的护理 ，感受到胜似亲人的温暖和关爱。既然严格执行了严密的防护措施，护士就需要克服莫名的恐惧心理 ，像护理普通患者一样地护理 SARS 患者；对待医务人员患者，更要

经常不断地鼓励他们，让他们感到所有的同事都是他们强有力的支撑，一定会让他们康复出院。

（2）增加沟通和交流：要把对患者的心理护理融合到日常护理当中，护士在每次巡视中，都要主动询问患者“您感觉好些吗？”“有什么新问题需要解答吗？”“有什么难处需要帮助吗？”尽可能地帮助他与外界联系。并在每一次的操作中都要耐心、细致，一边解释，一边进行，尽量减轻患者的痛苦。加强心理护理，让患者感到虽然不幸患病，但并没有被社会抛弃；虽然暂时不能和亲友同事见面，但自己的需求仍然能得到满足。当病情一时不见缓解时，应向患者解释病程发展的规律；当病情出现好转时，及时把信息反馈给患者本人。心理上的细致照顾，能有效增强患者康复的信心，加快康复进程。

（3）加强有关疾病知识的宣教：在对患者实施治疗、护理的同时，讲解有关 SARS 的知识，让患者了解 SARS 并不是无法战胜的，帮患者认清心理障碍对疾病治疗及康复的不利影响，及时消除不积极的心理状态。

（4）提高护理操作技能：护士必须在短时间内适应全新的工作环境，要在戴着 3 层防护手套及模糊的护目镜情况下，做到“一针见血”，这是相当高的专业要求，也是“战时”锻炼强手的极好机会。同时还要培训护士加强对应用无创呼吸机患者的观察和监护，只有这样，才能真正减轻患者对治疗的紧张和恐惧。

第五节　腹腔镜手术护理

【概　述】

腹腔镜检查及手术是向腹腔内注入CO_2气体，形成人工气腹后，将腹腔镜自腹壁插入腹腔内观察病变的形态、部位及与周围脏器的关系，必要时取组织做病理检查或进行手术。适用于内生殖器发育异常、肿瘤、炎症、异位妊娠、子宫内膜异位症、子宫穿孔、下腹疼痛等原因不明的诊断及治疗。

【护　理】

（一）术前准备

1. 术前沐浴，腹部及外阴部常规备皮。脐孔清洁、消毒。

2. 术前1日阴道擦洗1次。

3. 术前1日下午甘露醇250ml口服或肥皂水灌肠1次。

4. 术前晚无渣半流饮食，术前6小时禁食。

5. 遵医嘱给麻醉前用药，更换手术衣裤。

6. 入手术室前排空膀胱。

（二）术后护理

1. 卧床休息4小时～6小时。尽早下床活动. 以防粘连。

2. 全麻清醒后或硬膜外麻醉6小时后可进食。

3. 术后12小时内应严密观察血压、脉搏、呼吸变化。

4. 腹痛者遵医嘱使用止痛剂。

5. 术后4小时～6小时拔除尿管，尽量促使小便自解。子宫切除者可适当延长拔尿管时间。

6. 注意有无并发症发生。

第六节 能失调性子宫出血护理

【概 述】

功能失调性子宫出血为妇科常见病。主要是由于调节生殖的神经内分泌机制失常引起的异常子宫出血，而全身及内外生殖器官无器质性病变存在。

机体内部和外界许多因素如精神过度紧张、恐惧、忧伤、环境及气候骤变，以及全身性疾病、营养不良、贫血及代谢紊乱等均可导致贫血。分为排卵性和无排卵性两大类。

【临床表现】

临床表现为子宫不规则出血，特点是月经周期紊乱，经期长短不一，出血量时多时少，甚至大量出血。

【护 理】

（一）一般护理

1. 耐心解释病情，减轻患者不安心理，积极配合治疗。

2. 注意休息，保证充足睡眠。

3. 鼓励患者多食高蛋白及含铁高的饮食，以保证营养。纠正贫血。

（二）病情观察

1. 观察生命体征变化，注意阴道流血量。

2. 性激素治疗时应按量给药，并观察不良反应。

3. 若有大出血时，除做好一般大出血患者的护理外，还应做好手术止血准备。

（三）健康教育

1. 注意休息，加强营养，保持轻松愉快的心情。

2. 经期注意卫生，防止逆行感染。

3. 出院带药时应遵医嘱服药，不能随意停止或增减，防止出血。

4. 出血量多时及时就诊。

第十六章 康复护理技术

第一节 康复护理学的概念及作用

康复护理学是一门旨在研究伤病者与伤残者身体、精神康复的护理理论、知识、技能的科学。为了康复目的，研究有关功能障碍的护理预防方法、评定和处理（协助治疗、训练的护理措施），是护理学的第四方面，与预防、保健和临床护理共同组成全面护理。

康复护理与临床护理因护理的对象和目的不同，故采用的护理模式也不同。临床护理采用的是“替代护理”，而康复护理则更注重于“自我护理”，注重于改善功能，变患者被动为主动。自我护理是指在患者病情允许的情况下，通过护理人员的引导、鼓励、帮助和训练，帮助患者发挥其身体残余功能和潜在功能，以替代丧失的部分能力，使患者最终能部分或全部照顾自己，为患者重返社会积极创造条件。

护理人员是康复工作的主要成员之一，由于护理人员 24h 连续给患者提供护理服务，扮演了一个协调、联络的角色，帮助残障、疾病患者解决精神、生理、心理、社会、职业、经济等各方面的问题和困难。康复护理学的发展将使护理人员不仅是一个护理者，而且应是康复的促进者、教育者、组织者、咨询辅导者和信息提供者。康复护理的实践将使人们越来越深刻地认识到临床护理中早期介入康复知识技能是实现残疾预防和康复的主要措施。这不仅对患者个人，而且对患者家属及社会均具有积极意义。康复护理学在整个护理学体系中占有十分重要的位置。尤其是在人类物质文明、精神文明建设中，随着生活、文化、经济、技术的提高，人们对生活质量的要求也相应提高。康复护理学的“提高功能，全面康复，重返社会”的三大指导原则，正是符合社会的康复护理学的这种要求。

（一）康复护理学定义

康复护理学是一门旨在研究伤病者与伤残者身体、精神康复的护理理论、知识、技能的科学。为了康复目的，研究有关功能障碍的护理预防方法、评定和处理（协助治疗、训练的护理措施），是护理学的第四方面，与预防、保健和临床护理共同组成全面护理。

（二）康复护理定义

康复护理是根据总的康复医疗计划，围绕全面康复（躯体的、精神的、社会的和职业的）目标，通过护理工作，对患者进行常规护理和各种专门康复操作及功能训练，如变更体位和姿势，开展医疗体育、预防关节挛缩变形，预防压疮，日常生活训练，步行训练，膀胱护理，肠道护理等。以减少后遗症。防止并发症．调动患者以最佳状态配合治疗，促进功能尽早恢复。与康复医师等其他康复专业人员的紧密配合，以帮助残疾者或患者达到康复或减轻残疾、预防继发性残疾的目的。

（三）康复护理与一般护理区别

1. 相同点：

（1）基础护理　康复护理首先应完成生活上的护理和有关基础医疗措施，即完成基础护理的内容。

（2）执行医嘱　准确执行康复医嘱，这是完成康复医疗计划的保证。

（3）观察病情　严密观察患者病情和残疾的动态化以及康复医疗的效果，及时向康复医生反映。

2. 区别点：

（1）护理对象　康复医疗主要对象是残疾者和慢性病人，他们存在着各种动能障碍，这给护理工作提出了特殊的任务。要为患者多方面服务，尊重患者的人格，不论其残疾程度如何，均应一视同仁不能有任何歧视或厌恶。

（2）护理目的　康复护理首先要完成与一般护理相同的目的，即使患者减轻病痛和促进健康。此外还要预防残疾，减轻残疾程度，最大限度地恢复其生活和活动能力，使病人早日回归社会。

（3）护理内容（又称护理模式，包括护理手法、方法、心理护理）除一般护理内容外尚有：

①观察患者的残疾情况以及康复训练过程中残疾程度的变化.并认真做好记录，向有关人员报告.康复训练是综合性的，如药物、理疗、针灸、运动按摩或推拿等。护士要与各有关人员保持良好的人际关系，洞察和了解情况，提供信息，在综合治疗过程中起到协调作用，以便使整个康复过程得到统一。

②预防继发性残疾和并发症。如偏瘫患者应预防挛缩畸形的发生。因为挛缩可阻碍康复计划的进展。所以在护理时，要矫正患者姿势，亦可利用力学辅助器等。

③学习和掌握各有关功能训练技术，配合康复医师及其他康复技术人员对残疾者进行功能评价和功能训练。根据患者的不同性质和需要，不断学习，不断实践。例如偏瘫、语言障碍者，除语言治疗师集中训练外，护理人员应该利用每一个机会与患者交谈，使语言训练在病房中继续进行，使患者受到更大的裨益。

④训练患者进行“自我护理”（指病人自己参与某种活动，并在其中发挥主动性、创造性，使更完善、更理想地达到目标）。一般护理通常是照顾病人，为病人进行日常生活料理。如喂饭、洗漱、更衣、移动等等称之为“替代护理”。康复护理的原则是在病情允许条件下，训练患者进行自理，即“自我护理”。对残疾者及其家属要进行必要的康复知识的宣传，通过耐心地引导，鼓励和帮助，使他们掌握“自我护理”的技巧，从而部分地或全部地做到生活自理。以便适应新生活，重返社会。如右手废用后，训练其以左手吃饭、写字等。

⑤心理护理：残疾人和慢性病患者有其特殊的、复杂的心理活动，甚至精神、心理障碍和行为异常。康复医护人员应理解患者、同情患者，时刻掌握康复对象的心理动态，及时地、耐心地、做好心理护理工作。不允许有任何讥笑、讽刺的言行。

（4）病房管理：康复病房不但是治疗疾病之场所，也是进行某些功能训练的地方。对设施和环境的要求与一般病房略有区别。

①各种设施以适应残疾者的需要为准.如门、窗把手、洗漱设备等均应低于一般高度，以适应乘坐轮椅患者的需要；病床与轮椅高度相等；厕所内设置保护装置、扶手等。

②病房安静、舒适固然重要，但不能鼓励患者多卧床。在可能条件下鼓励患者多活动。如步行训练简单的小手工艺品的制作、音乐疗法等。

③适当放宽陪伴、探视条件，便于家属掌握训练技术，出院后可由家属按计划进行功能训练。

总之：康复护理与临床护理因护理的对象和目的不同，故采用的护理模式也不同。临床护理采用的是“替代护理”，而康复护理则更注重于“自我护理”，注重于改善功能，变患者被动为主动。自我护理是指在患者病情允许的情况下，通过护理人员的引导、鼓励、帮助和训练，帮助患者发挥其身体残余功能和潜在功能，以替代丧失的部分能力，使患者最终能部分或全部照顾自己，为患者重返社会积极创造条件。

护理人员是康复工作的主要成员之一，由于护理人员24h连续给患者提供护理服务，扮演了一个协调、联络的角色，帮助残障、疾病患者解决精神、生理、心理、社会、职业、经济等各方面的问题和困难。康复护理学的发展将使护理人员不仅是一个护理者，而且应是康复的促进者、教育者、组织者、咨询辅导者和信息提供者。康复护理的实践将使人们越来越深刻地认识到临床护理中早期介入康复知识技能是实现残疾预防和康复的主要措施。这不仅对患者个人，而且对患者家属及社会均具有积极意义。康复护理学在整个护理学体系中占有十分重要的位置。尤其是在人类物质文明、精神文明建设中，随着生活、文化、经济、技术的提高，人们对生活质量的要求也相应提高。康复护理学的“提高功能，全面康复，重返社会”的三大指导原则，正是符合社会的康复护理学的这种要求。

（四）康复护理的主要任务是：

（1）对康复对象功能障碍情况进行详细的初期、中期和后期的评估，制定全面康复护理计划（住院期间和回到家庭、社区后）。

（2）为康复对象提供直接护理，保证康复医疗、护理计划完成。

（3）通过护理，预防残疾和并发症的发生，为患者创造舒适安全的住院环境。

（4）指导康复对象进行恢复日常生活活动能力和职业能力的再训练。

（5）对康复对象及其家属进行必要的康复知识宣教和训练。

第二节 康复护理的目的、对象与特点

（一） 康复护理的目的

1. 减轻痛苦，促进康复。

2. 使患者尽量减少继发性功能障碍，使残余的功能和能力得到维持和强化，最大程度地恢复生活能力。

3. 提高生存质量，重返家庭，回归社会。

（二）康复护理的原则

1．功能训练应预防在先，早期进行并贯穿于护理的始终。

2．康复护理要与日常生活活动相结合，注重实用性，以达到患者的生活自理。

3．重视心理康复　残疾人往往有孤独感、自卑感、敏感、抑郁等情绪反应。在实施心理工作时应采取相应的措施，帮助他们克服自卑感，避免周围环境（包括家庭）对他们的不正确的评价和不恰当的比较，引导他们接受现实，认识现有的肢体功能，尽量发挥残余能力，积极运用补偿心理和补偿行为，鼓励自尊、自信、自强、自立，并进行功能训练，尽量发挥残存功能，使其具备回归社会的能力，更好地融入社会。

4. 侧重于“自我护理”和提倡协作精神 良好的协作关系是取得最大康复疗效的关键。

（三）康复护理的对象

康复护理的主要对象是残疾者（肢体残疾、视觉障碍、听觉障碍、语言障碍、智力残疾、精神残疾、多重残疾及其他残疾）、有某种功能障碍而影响正常生活、学习、工作的慢性病者和老年病者，以及疾病恢复期患者。

（四）康复护理的内容

除一般基础护理和专科护理内容外，康复护理尚有以下特殊的内容：

1．预防继发性残疾和并发症如偏瘫患者应预防压疮、肌肉萎缩、关节挛缩畸形的发

生。主要措施有：

（1）变换体位和姿势。

（2）预防压疮：压疮一旦发生，严重时甚至引起全身败血症而危及生命。故预防压疮目前已被国外康复护理界认为是最重要的康复护理内容之一。

（3）预防关节挛缩变形：在护理时，除对患者进

行各个关节各轴位的全范围被动运动外，还要注意保持主要关节的合适体位，随时发现和矫正患者不良姿势，以预防挛缩畸形的发生。

（4）体疗运动：协助康复师对残疾者或患者进行体疗运动，加强各大小关节活动锻炼。在训练过程中对患者进行心理疏导，帮助克服恐惧心理和疼痛顾虑。

2、帮助他们恢复日常生活活动的能力，护理人员有责任采用各种措施，包括：

（1）日常生活活动能力训练（ADL）。

（2）步行训练：包括训练平稳站立、动作移位（如从床上到椅子或轮椅上）、指导使用轮椅或持拐杖、手杖步行、指导残疾者使用假肢和矫形支具等。

（3）膀胱护理：训练尿潴留或尿失禁的瘫痪患者排尿，是康复护理的重要内容。

（4）肠道护理：指导便秘者建立合理的食谱，增加粗纤维食物，多饮水，训练建立有规则的排便功能，尽量保持大便通畅，必要时可口服缓泻剂、通便剂或灌肠等；有腹泻者，每次便后用软纸轻擦，用温水清洗，肛门周围涂油膏，以保护局部的皮肤；对结肠造口术的患者，要教会他们自己进行冲洗处理，正确清洁造口和使用假肛袋等。

3．观察患者的病情并做好记录康复护士要与各有关人员保持良好的人际关系，详细观察病情及康复训练过程中残疾程度的变化：包括失去的和残存的功能及功能重建手术后的情况，洞察和了解情况，认真做好记录，提供信息，向有关人员报告。在综合治疗过程中起到协调作用，有利于康复治疗实施。

4．学习和掌握各有关功能训练技术配合康复医师及其他康复技术人员对残疾者进行功能评价和功能训练。根据患者的不同性质和需要，不断学习，不断实践。并定期参加康

复治疗组的初期、中期、后期评定会。

5. 心理护理残疾人和慢性病患者有其特殊的、复杂的心理活动，甚至精神、心理障碍和行为异常。康复医护人员应及时地、耐心地、做好心理护理工作。使其重新认识自我价值，激励其重新安排生活的勇气，以最佳的心态配合治疗和进行积极主动的康复训练，从而保证康复计划的顺利实施。

6. 不同时期康复护理的重点　康复护理是以功能障碍为核心，帮助解决功能维持、重组、代偿、替代、适应和能力重建的有关问题，在伤、病、残的各个不同阶段，工作重点各有不同：

①急性期和早期：应仔细观察残疾情况（性质、程度、范围、影响），及时发现潜在的问题，预防感染、压疮、挛缩、畸形、萎缩；

②功能恢复期：着重于潜在能力的激发；残余功能的保持和强化；日常生活活动能力的再训练；康复辅助用具的使用指导等。训练患者进行“自我护理”又称自护（selfcare）.指病人自己参与某种活动，并在其中发挥主动性、创造性，使其更完善、更理想地达到目标。康复护理的原则是在病情允许条件下，训练患者进行自理，即“自我护理”。对残疾者及其家属要进行必要的康复知识的宣传，使他们掌握“自我护理”的技巧，从而部分地或全部地做到生活自理。以便适应新生活，重返社会。

7. 管理康复病房

接受康复治疗和进行某些功能训练的对象多为病、伤、残者，为了便利其日常生活，在病房的设施和环境的要求上，应与一般病房有所差别。

（1）无障碍设施：即以坡道设施或电梯替代阶梯，以方便使用轮椅者的活动。

（2）各种设施以适应病残者的需要为准：如门把手、电灯开关、水龙头、洗面池等的高度均砬低于一般常规高度，以供坐轮椅者之需；病室、厕所的房门应以轨道推拉式门为宜，以方便偏瘫、截瘫或视力障碍者进出；在厕所、楼道中应设有扶手，以便于康复对象的行走、起立、如厕等训练的辅助。

（3）病房布置要安静、整洁、舒适、安全。

（4）适当放宽陪伴、探视条件，便于家人学习掌握训练技能，以便出院后由家人按计划对患者进行康复训练。

8．出院后的继续康复护理残疾者或患者经康复机构治疗出院时，往往带着不同程度的机能障碍，故返家后的康复护理工作并未因此而终止，接下来的护理活动主要是如何帮助他们真正成为家庭、职业单位或社区的一员，帮助他们重新适应环境。可进行必要的自我生活护理和有关疾病康复知识的卫生宣教，也可采用家访护理方式进行，由此提高和巩固患者日常生活活动能力。同时，回家后的康复计划需要家庭成员的参与和指导，因此必须向家属讲授有关的康复护理的知识和技能，以便患者得到家庭的长期辅助。

（五）康复护理的特点

康复护理是康复医学的基本内容之一，对康复对象进行的除基础护理以外的功能促进护理。预防继发性残疾，减轻残疾的影响，使患者达到最大限度地康复和重返社会。随着康复医学向临床的不断渗透，以及整体护理模式普及，康复护理将成为各种老年病、慢性病的常规护理内容。

1.变被动护理为自我主动护理

康复护理的对象常有较严重的功能障碍，这就决定了他们对他人、辅助用具、环境和社会有较大的依赖性，常常是被动地接受他人的照顾和护理，其结果是严重地妨碍了患者的独立，同时也增加了其经济负担。因此，康复护理应在病情允许的条件下，训练患者进行自我护理。重点是做好残存功能的强化训练，日常生活活动能力的训练和使用辅助用具的训练。同时还应对患者及家人进行必要的康复知识宣传，通过引导、鼓励和帮助，使他们掌握自我护理的技巧，从而由被动地接受他人的护理变为自己照料自己的自我护理。以便适应新生，重返家庭和社会。

2．康复护理的长期性和延伸性

康复护理的长期性是指对患者进行康复护理的时间要持续数日、数年，甚至终生。这是由康复患者功能障碍的持续时间往往较长，甚至伴随终生所决定的；康复护理的延伸性是指对患者的康复护理工作从住院期间一直延续到患者回归家庭或社会后甚至终生。这是由康复护理的长期性所决定的。因此，不仅要关心患者在住院期间的康复护理，而且还要关心患者出院后回到家庭或社会后的康复护理。

3. 康复护理是多种康复治疗在病房的延续

康复患者常常需要接受各种各样的康复治疗，其中大多数的治疗需要在相应的治疗室进行，但时间毕竟短暂，这就涉及回到病房后的继续治疗问题，如一些较为简单的治疗方式：使用轮椅、持拐步行；利用交流画板和言语困难的患者交流；简单的支持性心理疗法的应用，以及一些功能恢复训练等。此外，作业疗法中的日常生活活动能力训练，本身就是康复护理的内容之一，同样需要在病房中进行训练，所以说，康复护理是多种康复治疗在病房的延续。

4.功能评估贯穿护理过程的始终

功能评估即 围绕康复医疗总体计划，可分为初期、中期、后期三个阶段进行。患者入院后，对其进行初期评定，并制定出完整的康复护理计划；治疗中期对患者再次进行阶段性功能评估和修改其康复护理计划；出院前，对患者进行最后的功能评估及研究制定出其出院后的康复护理计划。

第三节　物理疗法及护理

物理疗法（physical therapv，PT）是指运用运动疗法或将自然界及人工制造的各种物理因子作用于人体，以治疗和预防疾病的方法。

用于康复治疗的物理疗法主要分为两类：一类是物理因子疗法，包括自然界的物理因子（如日光、温泉、气候、环境等）和人工制造的物理因子（如电疗、光疗、磁疗、超声疗法、水疗以及传导热疗法等）；另一类是运动疗法，包括肌力练习、关节活动度练习、耐力练习、呼吸练习、协调性练习、平衡练习以及有氧训练、牵引等。其主要治疗目的是减轻疼痛；改善血液循环；预防与纠正功能障碍；恢复或提高肌力、耐力、关节活动度、平衡能力与协调能力；提高代谢能力，增强心肺功能等。

一、运动疗法

运动疗法是运动在医学中的应用，是以运动学、生物力学和神经发育学为基础，以改善躯体、生理、心理和精神的功能障碍为主要目标，以作用力和反作用力为主要因子的治疗方法。

常用运动疗法有：关节活动度训练、肌力增强训练、协调性训练、平衡训练、呼吸训练、体位转换训练、步行训练、医疗体操、易化技术等，分别简述如下。

（一）关节活动度训练

关节活动度即关节所能达到的活动范围 。肌肉无随意收缩、在外力作用下达到的关节活动范围是被动关节活动度；由肌肉随意收缩产生的关节活动范围是主动关节活动度。

治疗时根据对病人的ROM评价结果决定是否做主动活动或被动活动，治疗中病人应置于正确体位；提供必要的稳定与支撑；每次每个关节做平滑而有节律的活动5～10次，或酌情重复；活动可按运动平面进行（额状面、矢状面、水平面），也可按复合平面或功能模式进行。

1．持续被动活动（continuous passive motion，CPM）　即被动活动在设计好的活动度内、在一定时间内不间断地进行。

本疗法在术后可立即用于患肢，术后当天可根据情况在20°～30°内活动，以后可视病情改善程度每日或每次训练时对活动度进行调整，逐步增大活动范围。

2．主动关节活动度训练　主动关节活动度是由肌肉随意收缩产生的关节活动范围，通常与肌力训练同时进行。

3．关节松动技术（joint mobilization）　是指治疗者在关节活动允许范围内完成的一种针对性很强的手法操作技术，具体应用时常选择关节的生理运动和附属运动作为治疗手段：

关节松动技术类似于我国传统医学中的手法治疗（推拿术或按摩术），其操作时的手法分为 4 级。

Ⅰ级：治疗者在关节活动的起始端，小范围、节律性地来回推动关节。

Ⅱ级：治疗者在关节活动允许范围内，大范围、节律性地来回推动关节，但不接触关节活动的起始端和终末端。

Ⅲ级：治疗者在关节活动允许范围内，大范围、节律性地来回推动关节，每次均接触到关节活动的终末端，并能感觉到关节周围软组织的紧张。

Ⅳ级；治疗者在关节活动的终末端，小范围，节律性地来回推动关节，每次均接触.到关节活动的终末端，并能感觉到关节周围软组织的紧张。

上述 4 级手法中，Ⅰ、Ⅱ级用于治疗因疼痛引起的关节活动受限；111 级用于治疗关节疼痛并伴有僵硬；Ⅳ级用。于治疗关节因周围组织粘连、挛缩而引起的关节活动受限。手法分级范围随着关节活动范围的大小而变化，当关节活动范围减少时，分级范围相应减小，当治疗后关节活动范围改善时，分级范围也相应增大。

4. 软组织牵伸技术　牵伸是指拉长挛缩或短缩软组织 A-B 关节活动允许范围的治疗方法，其目的主要为改善或重新获得关节周围软组织。可以把牵伸分为三种。

①手法牵伸；

②机械装置被动牵伸；

③自我牵伸。

注意事项：

①牵伸前先评估患者；

②患者尽量保持在舒适、放松的体位；

③牵伸力量的方向应与肌肉紧张或挛缩的方向相反；

④避免过度牵伸长时间制动或不活动的组织、肿胀的组织或肌力较弱的肌肉；

⑤当挛缩或缩短的组织具有维持关节的稳定性或使肌肉保持一定力量、增加功能活动的作用时，牵伸应慎重。

5. 关节活动度训练护理要点

①活动前后观察病人的一般情况，注意重要体征、皮温、颜色、关节活动度的变化，有无疼痛等；

②运动出现疼痛时，酌情调整运动范围并记录治疗效果，改进训练方法；

③实施关节松动技术及软组织牵伸技术前，应向病人进行宣教，特别是关节松动技术实施中，可能会加重疼痛，实施后也会有一过性疼痛加重的现象，此时，酌情给予止痛药物，或给予局部物理治疗以缓解疼痛；

④熟悉每一种疗法的适应证与禁忌证；

⑤帮助患者做好治疗部位的准备，如局部创面的处理，矫形器、假肢的处置。

（二）肌力增强训练

肌力是指肌肉收缩时能产生的最大力，为增加肌力，肌肉收缩时必须负重或抗阻，故肌力增强训练方法也称为抗阻训练方法。根据所训练肌肉现有的肌力水平，所给的负荷阻力应略高于现有的能力，即所谓超负荷原则。

1．肌力训练的类型

①等张性训练；

②等常性训练；

③等速性训练也称为等动性训练；

各种训练方法之间的作用可相互影响，如向心性训练也可改善离心性功能，反之亦然。肌力训练也可中度改善耐力。训练部位有交叉作用，一侧肢体进行肌力训练，对侧未训练的肢体的肌力也有相应提高。故在患肢不允许做肌力训练时，应对健肢进行训练。

2．肌力训练护理要点

①肌力训练应从助力活动、主动活动、抗阻活动逐步进行。当肌力在二级以下时，一般选择助力性活动，当肌力达到三级时，让患肢独立完成全范围关节活动。肌力达到四级时，按渐进抗阻原则进行肌力训练。

②肌力训练后应观察病人全身心血管反应以及局部有无不适，如有酸痛情况时，可给

予热敷或按摩等，以助消除训练后的局部疲劳。如疼痛显著，应及时联系治疗师，调整次日训练量。

（三）协调性训练

是以发展神经肌肉协调能力为目的的练习，常用于神经系统和运动系统疾病的患者。

协调训练的方法要适合病人现有功能水平，训练顺序是：先易后难、先卧位、坐位再立位；先单个肢体、一侧肢体（多先做健侧或残疾较轻的一侧），再双侧肢体同时运动；先做双侧对称性运动，再做不对称性运动；先缓慢，后快速；先睁眼做，再闭眼做。上肢着重训练动作的准确性、节奏性与反应的速度，下肢着重训练正确的步态。

协调训练护理要点：

①可指导患者利用一些生活动作来辅助强化协调动作，例如可采用作业疗法、竞赛等趣味性方法进行训练；

②操练时切忌过分用力，以避免兴奋扩散，因为兴奋扩散往往会加重不协调。

（四）平衡训练

平衡训练指改善人体平衡功能的训练， 训练内容主要包括静态平衡（即在安静坐或立位状态下能以单侧及双侧负重而保持平衡）及动态平衡（包括自动动态、他动动态平衡以及动作中平衡）。自动动态平衡指患者自己取坐或立位时，自己改变重心的平衡功能，他动动态平衡指患者在外力破坏其平衡的作用下，仍能恢复平衡。

平衡训练护理要点：

①训练时要求患者放松、消除紧张及恐惧心理；

②训练必须由易到难，注意保护，并逐步减少保护；

③训练时所取的体位应由最稳定的体位，逐渐过渡到最不稳定的体位。身体的重心由低到高，由注意保持平衡到不注意也能保持平衡，由睁眼训练保持平衡过渡到闭眼的平衡训练。

（五）呼吸训练

呼吸训练是运动疗法的基本治疗方法之一，常用于呼吸系统疾患、心肺手术后及脊髓损伤（T5 以上损伤者）。呼吸体操还用于体弱患者早期康复时练习；呼吸肌强化训练为呼吸训练的内容之一。对于只能取卧位的患者，由治疗师用手法揉提、按摩肋间肌；对于可以起坐的患者，进行缓慢起坐练习和侧方起坐练习以加强腹肌。除膈肌、肋间肌和腹肌外，呼吸运动增强时胸肌、腰背肌都参与呼吸运动，故进行肌肉牵张法牵张和锻炼躯干肌也很重要。可取坐位，以前屈辅助呼气，以后伸辅助吸气；也可取立位，双手持体操棒，双足开立，上举时吸气，放下时呼气；双手斜上举体操棒，向右侧屈时吸气，向左侧屈时呼气，双手持体操棒向后转体时吸气，转回原位时呼气。

呼吸训练护理要点：

①注意不可在饭后或空腹时练；

②避免过深呼吸，以防引起一过性的呼吸停止；

③胸式呼吸和胸式分节呼吸训练适用于胸腹部手术的术前和术后，有助于胸肌肌力的恢复和残存肺的强化；

④心肺手术者，应于术前 1 周开始预备训练。

（六）体位转换训练

体位转换训练包括卧位的翻身训练（仰卧位与侧卧位的相互转换）、由卧位到座位的转换及由坐位到立位的转换。先由治疗师辅助患者练，然后患者自己练，均应按照转动头一转动上半身一转动下半身的顺序进行训练。

仰卧位一侧卧位的翻身训练：治疗师辅助下仰卧位一侧卧位的翻身训练：患者仰卧，治疗师跪或坐于患者要转向的一侧。先转动患者的头部，使其面向治疗师，再转动其上肢及上半身，然后转动其下半身及下肢。再帮助患者转向另一侧。

独立的仰卧位一侧卧位翻身训练：患者先将头转向要翻的一侧，再将对侧的上下肢跨到要翻的一侧，然后转身翻过去。

体位转换训练护理要点：

①每次训练时仅给予最小辅助，并依次减少辅助量，最终使患者独立翻身；

②向患者分步解释动作顺序及要求，以获得患者主动配合。

（七）步行训练

步行训练的对象为因伤病损害而造成步行障碍者 。

1. 步行训练前必需的训练和准备 ①关节活动范围（ROM）训练；②健侧及上肢的肌力的维持和增强；③耐力训练；④平衡及协调训练；⑤下肢承重练习；⑥合理选用辅助用具：包括矫形器、助行器、拐杖、手杖和轮椅等。

2. 步行基本动作训练 步行的基本动作训练通常利用平行杠、拐杖、手杖在训练室中进行。其顺序为：平行杠内步行－平行杠内持杖步行－杠外持杖步行－弃杖步行－应用性步行（复杂步训练）。

3. 步行训练护理要点

①提供必要保护，以免跌倒；

②掌握训练时机，不可急于求成；如偏瘫病人在平衡、负重、下肢分离动作训练未完成时不可过早进入步行训练，以免造成废用综合征；

③凡病人能完成的动作，应鼓励患者自己完成，不要辅助过多，以免影响以后的康复训练进程。

（八）医疗体检

医疗体操是运动疗法的一种形式，是针对一些伤病的发病机制、病理、症状、功能障碍以及患者的全身情况，所编制的专门性体操训练。其适应证十分广泛，每套体操分为三部分：以 3～5min 轻量的预备活动开始，然后过渡到有若干操节、持续 10～30min 的基本活动，最后逐渐减小活动量，以整理活动结束。每个操节要规定活动方式和重复次数，每日练习 1～2 次。并经过 3～7d 试验，确定每次的运动强度和时间、频次与疗程，运动量循序渐增，因人而异。

医疗体操护理要点：

①注意实施治疗时血压应平稳；

②治疗后无过度疲劳感，如仅有治疗后疲劳感，不伴其他异常时，可给予热水浴，以配合治疗。

（九）易化技术（facilitation techniques）

根据神经生理与神经发育的规律，应用促进或抑制方法改善脑病损者功能障碍的系列康复技术，又称神经生理疗法、神经发育疗法、促进技术或促通技术。主要适用于偏瘫、脑瘫及神经精神发育迟缓者等。目前，康复医疗中较常用的易化技术有：Brunnstrom 法、Bobath 法、Rood 法及神经肌肉本体促进法（简称 PNF）等。

应用易化技术时应注意遵循下述原则：

①基本动作的练习应按照运动发育的顺序进行，强调运用人类正常运动模式反复训练患者；

②由躯体近端向远端训练，多种感觉刺激（躯体的、语言的、听觉及视觉的）并用；

③以日常生活的功能性动作为主进行训练。

易化技术护理要点：

①由于感觉对运动的重要性，训练中一定要患者主动注意训练的过程，更好地体验到运动觉和视觉的反馈信息，有助于动作的完成和改进；

②强调重复学习的重要性，要求患者尽可能在日常动作中反复练习；

③有顺序地组合其他方法；

④在动作进行过程中和完成后给予患者适当鼓励。

（十）运动处方

选择适宜的运动方案，进行科学训练，才能发挥运动对人体的有益作用。运动处方与药物处方一样，根据个体病变性质、程度、体能等，将运动方式、持续时间、频度和进展速度以处方形式确定下来。

1．制订运动处方的原则：

①个体化；

②渐进性；

③持续性：运动训练产生的有益效应不是永久的，停止运动2周后，原有的效应便开始逐渐减退。

④可变性。

2．运动处方内容包括运动的方式、运动强度、运动持续时间、运动频度等项。

（1）运动的方式：有氧运动是以身体大肌肉群参与 常分两类。第一类是运动强度不大、心率变化不大的运动，如步行、慢跑等；第二类是运动强度和心率变化大，而不易维持的活动，如舞蹈和游戏等。

（2）运动强度：因心率和运动强度之间呈线性关系，故运动强度常以心率来表示。适宜的运动心率称为目标心率或靶心率，靶心率的计算方法有卡翁南（Kavonen）公式：靶心率一（最大心率一安静心率）（0.6～0.8）+安静心率。（或采用简易公式，靶心率一170一年龄）。此外，还可采用代谢当量（METs）来表示运动强度，以METs值表示运动强度的范围为3～20METs之间。一般认为60%～70%最大功能（最大METs）是适量的运动强度。运动开始时规定的运动强度，应比其靶心率时的METs值低1METs，直到适应运动为止。

（3）运动时间：有持续和间歇运动之分，持续运动除准备活动和整理活动外，时间为15～60min，一般为20～30min。持续运动训练的优点是能较快改善心血管功能，时间长短与运动强度成反比。在运动的第一周应进行中等强度运动20～30min，二周后产生正常运动反应，运动时间逐渐延长到45min。间歇运动为运动和休息交替进行，但其合起来的运动时间至少不应低于规定的运动持续时间，运动与休息的时间比例为1：1。

（4）运动频度：取决于运动强度和每次运动持续的时间。根据需要和功能状态，每周3～7次。功能状况<3METs，每次运动5rain，每天运动几次；功能在3～5METs时，每天运动1～2次；功能在5～8METs时，每周至少运动3次。每日运动可产生较好的训练效应。

（5）运动的进展速度：分3阶段。

①开始阶段：应包括伸展体操和低强度的有氧运动，开始阶段的运动持续时间至少10～15min，然后逐渐增加，此阶段持续4～6周；

②改善阶段：与开始阶段不同，参加者可以较快地进展。运动强度在2～3周内逐渐增加到60%～80%的最大功能水平；

③维持阶段：在运动训练8个月后开始，在此阶段参加者的心肺功能达到满意水平，要求运动负荷保持不变和维持健康状态。应增加有兴趣的不同种类的活动 。

二、其他物理因子治疗

物理疗法包括应用自然界或人工的物理因子（如电，光、声、磁、冷、热等）以及传统医学中的物理方法（如针灸、气功，太极拳等）作用于患病机体，引起机体内一系列生物学效应，达到消除病因，消除或减轻疼痛，恢复受破坏的生理平衡，增强机体防卫机能、代偿机能与组织的再生机能，使疾病得到康复。

在治疗时，应注意临床应用中要合理配伍。其基本分类：电疗法：包括直流电桥药物离子导入疗法、低频电疗法、中频电疗法；高频电疗法：长波、中波、短波、超短波、微波、（分米波、厘米波、毫米波）；静电疗法；光疗法：包括红外线疗法、可见光疗法、紫外线疗法、激光疗法；超声波疗法：包括常规超声疗法、高强聚焦超声疗法、超声电疗等；冷疗与热疗，磁疗法，机械振动疗法等。现简述如下：

（一）直流电桥药物离子导入疗法

直流电疗法系应用方向恒定不变的电流来治疗疾病。药物离子导入疗法系通过电流将药物导入机体来治疗疾病，所用电流以直流电为主，也可采用各种单向低频脉冲电流或经过整流的半波中频电流。

1．作用与用途

直流电药物离子导入疗法的主要特点是：

（1）兼有药物与直流电的双重作用。

（2）导入的是药物的有效成分，为组织和器官所吸收后可直接发挥药理作用。

（3）病灶局部浓度高，对表浅病灶的应用特别有利。

（4）药物离子在体内蓄积时间较长，发挥作用的时间亦较长。该疗法的缺点是导入的药量少，透入表浅。本疗法的治疗作用除电流作用外，取决于所用药物的药理特性。本疗法适应证很广泛，是直流电和导入药物适应证的相加。禁忌证主要有：急性湿疹、出血倾向疾病、恶病质、心衰、对直流电过敏者、高热、昏迷、局部有植入金属异物、安装心脏起搏器等。此外，局部皮肤有破损者慎用。

直流电疗法护理要点 应保持皮肤完整，以免造成皮肤灼伤。正极下组织含水量减 少，皮肤较为干燥，疗后局部可应用润肤剂，如有皮肤过敏，而治疗必须进行时，疗后局部加氟轻松软膏涂敷。

（二）低频电疗法（10w frequency electrotherapy）

应用频率1 000Hz以下的脉冲电流作用于人体治疗疾病的方法。常用的低频电疗法有：经皮神经电刺激疗法（TENS）、神经肌肉电刺激疗法（neuromuscular electrical stimulation，NES）、功能性电刺激疗法（functional electrical stimulation，FES）。

1．用法与用途：

①兴奋神经肌肉组织；

②促进局部血液循环；

③镇痛，特别用于软组织损伤疼痛。TENS可用于各种疼痛。NES可用于肌痉挛疼痛等，神经失用症、各种原因所致的失用性肌萎缩、肌腱移植术后、姿势性肌肉软弱等。低频电疗法禁忌证有：出血倾向疾病、恶性肿瘤、局部金属植入物者、意识不清等。

2．低频电疗法护理要点

①疗前做好宣教，告知病人治疗中应有的感觉；

②帮助患者做好治疗部位的准备，如局部创面的处理，支具、托、假肢的处置；

③治疗部位如有创伤或遇其他有创检查（局部穿刺、注射、封闭等）之后24小时内应停止该项治疗。

（三）中频电疗法（middle frequency electrotherapy）

医用中频电流的范围为1 000～100 000Hz。医用中频电流有以下特点：

①无电解作用；

②可以克服机体组织电阻，作用较深；

③兴奋运动神经；

④增加治疗效应。目前临床上常用的中频电疗法有音频电疗法、干扰电疗法和正弦调制中频电疗法3种。

1．等幅中频正弦电流疗法　常用频率为2 000H_2，也称为“音频”电疗法（audio frequency therapy）。

①镇痛作用；

②促进局部血液循环；

③分解粘连，软化瘢痕。

适应证：各类软组织扭挫伤疼痛、关节痛、神经痛等，瘢痕、肠粘连、注射后硬结等。禁忌证：急性炎症、出血性疾病、恶性肿瘤等。

2．干扰电疗法　系同时使用两组频率相差o～100Hz的中频正弦电流，交叉地输入人体，在交叉处形成干扰场。治疗作用：

①改善周围血液循环；

②镇痛作用；

③对运动神经和骨骼肌的作用；

④对胃肠平滑肌的作用：可促进内脏平滑肌活动，提高其张力，改善内脏血液循环，调整支配内脏的自主神经。

适应证：各种软组织创伤性疼痛、肩周炎、肌痛、神经炎、皮神经卡压性疼痛。特别适于各种内脏疾患等症如：胃痉挛，尿路结石，肠功能紊乱，肠痉挛、胃下垂、习惯性便秘、术后尿潴留、胃肠功能紊乱等。禁忌证：急性炎症病灶、深静脉血栓形成、带起搏器者、孕妇下腹部、心脏部位、出血倾向者、结核病灶、恶性肿瘤等。

3. 正弦调制中频电流疗法（sinusoid modulated middle frequency electrotherapy）

该疗法使用的是一种低频调制的中频电流，其载波频率为2 000～8 000Hz，载波波形有：正弦波与梯形波，调制频率为1.5～150Hz，调制中频电流疗法的主要特点有：兼具低、中频电疗的特点，减少人体的电阻，增大治疗用的电流量，增加电流的作用深度，不同波形和频率的变换交替出现，可以克服机体对电流的适应性。本疗法适应证及禁忌证同干扰电疗法。

4. 三种中频电疗法　止痛作用的比较即时止痛效果以正弦调制中频电疗最好，其次干扰电疗，再次音频电疗。音频与其他中频电疗比较，立即止痛作用稍差，但仍优于直流电和感应电的止痛作用。止痛持续时间，以干扰电疗和音频电疗较好，而干扰电疗持续时间最长。

5. 中频电疗法护理要点　同低频电疗法。

（四）高频电疗法（high frequency electrotherapy）

在医学上把频率超过100kHz的交流电称为高频电流。

1. 高频电流特点：

①对神经肌肉无兴奋作用；

②内生热作用；

③无电解作用；

④多种能量输出方式。

2. 高频电刀内源性温热的特点为：

①热的作用深；

②热的强度可达到很高；

③只要电流强度不变，热强度可保持恒定；

④通过高频输出的剂量调节可控制热量；

⑤通过频率与治疗技术的变化可选择性地作用于某些器官或组织，使其热量最大。此外，高频电流尚有热外效应，亦可引起一系列的生理功能以及病理变化。

3．作用与用途：

①止痛；

②消炎；

③解痉；

④高频电刀可治疗表浅癌肿。

在康复治疗中最常用的高频电疗法为短波疗法、超短波疗法、微波疗法。采用中、小剂量的高频电流可治疗各种特异或非特异性慢性、亚急性或急性炎症等。禁忌证：恶性肿瘤（中小剂量）、妊娠、有出血倾向、高热、急性化脓性炎症、心肺功能衰竭、装有心脏起搏器、体内有金属异物、颅内压增高、活动性肺结核等。妇女经期血量多时应暂停治疗。

4．高频电疗法护理要点：

①发热患者，当天体温超过 38° C 者，应停止治疗；

②女性患者经期，下腹部不宜进行高频电疗；

③治疗部位如有创伤或遇其他有创检查（局部穿刺、注射、封闭等）之后 24 小时内不宜进行；

④治疗部位伤口有渗出者，应先处理伤口后，再行治疗；

⑤治疗中注意特殊部位的保护（如眼、生殖器、小儿骨骺端）。

（五）光疗法

利用日光或人工光线（红外线、可见光线、紫外线、激光）来作为防治疾病促进机体康复的重要方法。光疗包括红外线疗法、可见光疗法、紫外线疗法。

1．红外线疗法　对机体的作用基础是热效应，应用红外线治疗疾病的方法称为红外线疗法。适用于各种慢性疼痛如：扭挫伤、腰肌劳损、周围神经损伤、冻伤、压疮、术后粘连、腱鞘炎、关节痛、风湿性肌炎、慢性胃肠炎等。禁忌证：恶性肿瘤、出血倾向、高热、重症动脉硬化患者、急性扭伤早期、活动性结核等。

红外线照射治疗护理要点：

①红外线照射眼睛可引起白内障和视网膜烧伤，故照射头面部或上胸部时应让患者戴深色防护眼镜或用棉花沾水敷贴于眼睑上；

②急性创伤24～48小时内局部不宜用红外线照射，以免加剧肿痛和渗血；

③下列情况照射时要适当拉开照射距离，以防烫伤：a．植皮术后；b．新鲜瘢痕处；c．感觉障碍者如老人、儿童、瘫痪患者。

2．紫外线疗法　用紫外线进行治疗称紫外线疗法。紫外线又分成长波紫外线、中波紫外线、短波紫外线三段。治疗作用有杀菌作用、消炎作用、促进维生素D3的形成、镇痛作用、脱敏作用、促进组织再生、调节机体免疫功能、光致敏作用等。

紫外线疗法适用于风湿性疼痛的治疗，骨质疏松症疼痛的防治。急性神经痛、急性关节炎、皮肤、皮下急性化脓性感染、感染或愈合不良的伤口、佝偻病、软骨病、银屑病、白癜风、变态反应性疾病（如支气管哮喘、荨麻疹）等。禁忌证：恶性肿瘤、心肝肾功能衰竭、出血倾向、活动性肺结核、急性湿疹、红斑性狼疮、光过敏性疾病、应用光敏药物（除外光敏治疗）者。

紫外线照射疗法护理要点：

①照射时应注意保护病人及操作者的眼睛，以免发生电光性眼炎；

②严密遮盖非照射部位，以免超面积超量照射。

3．激光疗法　激光是一种因受激光辐射而发出的光。激光是一种方向性强、亮度高、单色性好、相干性好的光。激光对机体的作用有四个方面：

①热效应；

②机械效应；

③光化学效应；

④电磁效应。光的治疗作用随其能量的大小而不同。非破坏性的低能量激光主要有抗炎、刺激组织生长、影响内分泌功能等作用。高能量破坏性的激光主要用作光刀以供外科切割，焊接或烧灼之用。

激光疗法护理要点：

①烧灼治疗后应保持局部干燥，避免局部摩擦，尽量使其自然脱痂；

②照射治疗时，不得直视光源。

（六）磁疗法（magnet therapy）

应用磁场作用于人体治疗疾病的方法称为磁疗法。

1．作用与用途　具有较好的止痛作用，对中枢神经系统的抑制作用，以及抗渗出和促进吸收的双重作用。对慢性和急性炎症均有一定的消炎作用。对自主神经功能有调节作用，对早期高血压有降压作用。适用于软组织损伤、血肿、神经炎、神经痛、关节炎、神经衰弱、高血压、颈椎病、肩周炎、面肌抽搐、乳腺小叶增生、颞颌关节炎、支气管炎、哮喘、视网膜炎、痛经等。

禁忌证：高热、出血倾向、孕妇、心力衰竭、极度虚弱、皮肤溃疡等。

2．磁疗护理要点

①眼部磁疗时，应采用小剂量，时间不宜过长；

②密切观察磁疗副作用的出现。常见磁疗副作用有头晕、恶心、嗜睡、失眠、心慌、心跳、治疗区皮肤瘙痒、皮疹、疱疹等。副作用的发生率与磁场强度成正比，0．IT以下的磁场很少发生副作用。发生副作用后，只要停止治疗，症状即可消失；

③对老年、体弱、急性病、头部病变者一般均以小剂量开始，逐渐加大剂量。

（七）超声波疗法（ultrasound therapy）

应用频率大于20 000Hz，不能引起正常人听觉反应的机械振动波，作用于人体以治疗疾病的方法。超声波的生物学作用有三种：机械作用、温热作用和化学作用。

1．作用与用途　超声波治疗具有缓解肌痉挛、软化瘢痕、镇痛，以及加强组织代谢、提高细胞再生能力、促进骨痂生长、消炎的作用。适应证：瘢痕、注射后硬结、扭伤、关节周围炎、肌肉血肿、骨膜炎、肩周炎、腱鞘炎、类风湿性脊柱炎、坐骨神经痛等。禁忌证：急性化脓性炎症、严重心脏病、局部血液循环障碍、骨结核、椎弓切除后的脊髓部位、小儿骨骺部位、孕妇下腹部等禁用。头、眼、生殖器等部位慎用。常规剂量的超声波禁用于肿瘤。

2．超声波疗法护理要点：

①使病人了解治疗的正常感觉；

②观察治疗后反应，如有不良反应，应及时联系治疗师，调整治疗剂量；

③体温38° C以上者，应暂时停止治疗；

④治疗部位进行有创检查（局部穿刺、注射、封闭等）之后24小时内，停止治疗。

（八）温热疗法（conductive heat therapy）

以各种热源为递质，将热直接传至机体达到治疗作用的方法，也称传导热疗法。应用的热源有石蜡、泥、砂、热空气等。

1．作用与用途：

①扩张血管、加强血液循环；

②加强组织代谢；

③降低感觉神经的兴奋性；

④降低骨骼肌、平滑肌和纤维结缔组织的张力；

⑤增强免疫功能。适用于扭伤、挫伤、劳损、瘢痕、粘连、外伤性滑囊炎、腱鞘炎、关节炎、关节强直、肌炎、神经炎和神经痛、冻疮、冻伤后遗症、营养性溃疡等。禁忌证：恶性肿瘤、活动性结核、出血性疾病、甲状腺功能亢进、心脏功能不全、急性传染病、感染性皮肤病、婴儿等。

2．温热疗法护理要求：

①治疗前检查局部有否感觉障碍，如有，则温度不宜过热，以免发生烫伤；

②热空气治疗前应服适量盐开水，治疗后如出汗多，可多喝水；

③治疗完毕淋浴后应注意保暖，以防感冒；

④全身热疗时，可备有冷毛巾敷于头部。

（九）冷疗法（cryotherapy）

应用比人体温度低的物理因子刺激来达到治疗目的的方法。

1. 作用与用途　作用有镇痛、止血、降低体温、破坏作用。适用于高热、中暑患者、脑损伤和脑缺氧、软组织损伤早期、鼻出血、神经性皮炎等。禁忌证：动脉血栓、雷诺病、系统性红斑狼疮、血管炎、动脉硬化、皮肤感觉障碍等。老年人、婴幼儿、恶病质者慎用。

2. 冷疗护理要点：

①注意掌握治疗时间，观察局部情况，防止过冷引起组织冻伤；

②非治疗部位注意保暖，观察全身反应，如出现寒战，可在非治疗部位进行温热治疗或停止冷冻疗法；

③对冷过敏，局部瘙痒、红肿疼痛、荨麻疹、关节痛、血压下降、虚脱时应停止治疗。

（十）水疗法（hydrotherapy）

利用水的温度、静压、浮力及所含成分，以不同方式作用于人体来防治疾病和促进康复的方法。

1. 临床应用　适用于脊髓不全损伤、脑血管意外偏瘫、肌营养不良、骨折后遗症、骨性关节炎、强直性脊柱炎、疲劳、类风湿性关节炎、肥胖、神经衰弱等的辅助治疗。过高或过低温度浸浴疗法的禁忌证有动脉硬化（特别是脑血管硬化）、心力衰竭、高血压等。

2、水疗护理要点：

①治疗中应随时观察患者的反应，如出现头晕、心悸、面色苍白、呼吸困难等应立即停止治疗，护理患者出浴，并进行必要的处理；

②进行全身浸浴或水下运动时，防止溺水；

③冷水浴时，温度由30℃逐渐降低，治疗时须进行摩擎或轻微运动。防止着凉，注意观察皮肤反应，出现发抖、口唇发绀时，应停止治疗或调节水温；

④患者如有发热、全身不适或遇月经期等应暂停治疗，空腹和饱食后不宜进行治疗。

⑤如有膀胱、直肠功能紊乱者.应排空大、小便方可入浴；

⑥进行温热水浴时如出汗较多可饮用盐汽水。

（十一）正负压疗法（vaccum compression therapy，VCT）

利用高于或低于大气压的压力作用于人体局部以促进血液循环的物理疗法。可单独或交替作用于治疗部位。

1．临床应用　适用于四肢动脉硬化、单纯性静脉曲张、雷诺病、外伤后血管痉挛、弛缓性瘫痪合并循环障碍、糖尿病性血管病变、多动脉炎、硬皮病、系统性红斑狼疮、类风湿性关节炎合并脉管炎、淋巴水肿（如乳腺癌术后）、冻伤、局部循环障碍引起的皮肤溃疡、褥疮、组织坏死等，还可预防术后下肢深静脉血栓形成。禁忌证：血栓形成和血管栓塞早期、动脉瘤（以防微血栓形成）、出血倾向，近期外伤（以防出血和皮下气肿）、治疗部位的感染和恶性肿瘤、大面积坏疽（以防大量有毒物质进入血液）、血管手术后。

2．正负压疗法护理要点　治疗中要注意观察全身情况和肢体反应，及时调整肢体的压力。患者在治疗过程中如有局部疼痛、麻木等不适感应及时告诉治疗师，以便调整压力或停止治疗。

（十二）静电疗法（static current therapy）

利用静电场作用于人体进行预防和治疗疾病的方法，应用30～50kV的直流静电场进行全身性治疗，称高压直流静电疗法，应用低电位≤500V进行治疗的静电疗法称为低压静电疗法。

1．临床应用静电全身治疗：适用于神经官能症、自主神经功能紊乱、脑震荡后遗症、更年期症候群、高血压病早期、低血压、贫血、支气管哮喘、过敏性鼻炎与久病体弱者。局部治疗：适用于自主神经功能紊乱、产后乳汁分泌不足、功能性子宫出血、慢性营养性溃疡、久治不愈的伤口、烧伤创面、局部皮肤感觉障碍。亦可用作空气离子导入疗法与暗示疗法。禁用于严重的脑血管疾病，心、肾、肺功能衰竭，恶性肿瘤，高热。此外，妇女妊娠与月经期不宜进行静电治疗。

2．静电治疗护理要点：

①患者不应佩戴或随身携带各种金属饰物或物品，如发卡、戒指、耳环、眼镜、手表、钥匙、皮带环等；

②患者要消除恐惧心理，治疗时保持安静，不要阅读书报或入睡；

③治疗中患者不要触摸任何能导电的物体，如病床、推车、金属桌椅、墙壁、水管等；

④治疗中应经常询问患者感觉，观察患者反应，如有头痛、头晕等不适感，应停止治疗。

（十三）生物反馈疗法（biofeedback therapy）

生物反馈疗法又称生物回授疗法，或称自主神经学习法，是在行为疗法的基础上发展起来的一种新型心理治疗技术。

1．作用与用途：

将正常属于无意识的生理活动置于意识控制之下，通过生物反馈训练建立新的行为模式，实现有意识地控制内脏活动和腺体的分泌。训练患者根据反馈信号，学习调节这些原本体内不随意的内脏功能及其他躯体功能、达到防治身心疾病的目的。适用于神经系统功能性病变与某些器质性病变所引起的局部肌肉痉挛、抽动、不全麻痹，如嚼肌痉挛、痉挛性斜颈、磨牙、面肌抽动与瘫痪、口吃、职业性肌痉挛、遗尿症、大便失禁等；焦虑症、恐怖症及与精神紧张有关的一些身心疾病；紧张性头痛、血管性头痛；高血压、原发性高血压、心律不齐；偏头痛；其他如雷诺氏病、消化性溃疡、哮喘病、性功能障碍、抑郁症、失眠等。

2．生物反馈治疗护理要点：

①疗前宣教，使患者明白，此疗法主要依靠自我训练来控制机体功能，且主要靠平时练习，仪器监测与反馈只是初期帮助自我训练的手段，而不是治疗的全过程；

②督促患者每天练习并持之以恒。

第四节　康复对象的心理护理技术

康复心理护理技术是运用心理学的理论与方法，针对康复对象的一系列心理问题、不良行为所采取的护理方法。目的是解决康复对象的心理问题，帮助他们更好地承认和适应病伤残所带来的各种功能障碍，挖掘潜能，重新回归社会。

一、康复对象的心理特点

由于各种原因所造成的身体不同残障，给患者带来的不仅是身体的诸多痛苦和不便，还会带来和引起各种社会问题和一系列心理问题，都将严重地影响他们回归社会。

1．自卑　是自我否定信念，即个体对于自我及自我能力的评价或自我信念处于消极状态。

2．焦虑　是个体对一种模糊的、非特异性的威胁做出反应时所经受的不适感或忧虑感。

3．抑郁　是一种以持续的情感低落、思维迟缓和思维内容障碍及意志活动减少为主的情感障碍。

4．悲哀　包括功能障碍性悲哀和预感性悲哀，前者是指个体对已存在或被觉察到的身体某部分丧失所引起的悲伤情绪延长或加重；后者是指个体对预期发生的身体某部分丧失（疾患可能导致了形象变化）所引起的悲伤情绪反应。

5．绝望　是个体对所期望的事或需要解决的问题，没有任何选择的机会或办法，而且无法用自己的能力去实现所产生的一种持续、主观的恶劣情绪。

二、康复对象的心理护理方法

1．心理咨询

2．开导与启发

3．因人施护

4．帮助患者建立心理防御机制

总之，对康复患者的心理护理，必须根据其心理特点，有针对性地进行；必须发扬人道主义精神，积极主动地关怀、体贴患者；对康复患者要耐心说服，真诚鼓励，使其接受治疗，坚持锻炼，唤起对生活的热爱，增强战胜疾病的信心，帮助其适应新的生活；主动对患者和其家庭作机体功能管理方法的指导，培养自护能力，以适应社会生活需要。

三、康复对象的心理护理措施

残障者不同于一般患者，他们在身体、心理和社会等各个方面都面临着严峻的考验，有其特殊的心理特征。因此，康复人员应运用康复心理学基本理论，根据不同的康复对象采取不同的护理措施。

（一）视力、听力、语言残障者的心理特征与护理措施

1．心理特征此类患者由于视、听、语言障碍，与人交流减少或困难，常会产生自卑、孤独、无能为力等心理特征。

2．护理措施

（1）指导患者正确地评价自我，从自卑的阴影中解脱出来，面向社会和未来。

（2）鼓励患者建立良好的人际关系：与他人交往时，要互相尊重，平等相处，敢于陈述自己的观点和维护自己的尊严。

（3）指导患者发展健康的生活形态，自主地选择生活方式，为自己创造幸福愉快的生活环境。

（4）指导亲属要尊重患者自己的决定和选择，避免替代患者做决定或包办患者自己能做的事情，对患者的进步，．及时给予表扬和鼓励。

（二）肢体残障者的心理特征与护理措施

1．心理特征

患者受伤致残后，常会产生震惊、否定、抑郁反应、对抗独立、承认适应等心理特征。

2. 护理措施

掌握患者心理变化规律，根据心理变化的各个阶段，采取不同的护理措施。

（1）震惊阶段：

此时患者受到突然的打击，未来得及进行心理整合，不知后果，表现惊呆，反应迟钝。康复人员要保证患者安全，设法减少或清除引起震惊的有关因素，提供安静、舒适的环境，认同患者当前的应对方式，如允许踱步、喊叫、哭泣等。

（2）否定阶段：

当患者知道自己严重的伤情时，在残酷的现实面前仍感到这不是真的，是“梦”，表现为曲解病情，不打听后果。康复人员要与患者坦诚沟通，建立信任关系，在患者没有心理准备时不要急于强迫他提及问题或谈及所关心的事，认同患者的否认，既不揭穿患者这一防御机制，也不对他撒谎，谈话时要注意维持患者适当的希望，因势利导，热情鼓励。

（3）抑郁反应阶段：

当患者了解到自己将会终身残疾这一残酷现实后，往往表现抑郁、悲观失望，甚至出现自杀的想法和行为。这时，要细致观察患者，给患者温暖，尽快解除患者的抑郁，同时加强防范措施，防止自杀发生。

（4）对抗独立阶段：

患者训练不积极，依赖性强，不愿意和缺乏勇气面对社会。这时，康复人员应鼓励他们发挥独立的人格特征，克服依赖性，顺利完成各种训练任务，早日重返社会。

（5）承认适应阶段：

患者情绪开始趋向稳定，他们中的大部分在思考和谋求生活出路。这时康复人员可帮助他们分析每个人的优势和特长，探索谋生出路；同时协助患者从其他方面获得支持资源，如工作单位的领导和同事、支持团体等。

（三）精神残障者的心理特征与护理措施

1．心理特征

由于精神患者的异常行为常被人误解，受人歧视，常会产生心境不佳、情绪不稳、焦虑恐惧、疑心加重、孤独感和失助自怜等心理特征。

2．护理措施

（1）给予心理支持，帮助患者找到自身存在的价值，如工作能力、家庭责任感等。

（2）向患者宣传有关精神卫生保健知识，帮助他们找出疾病的．诱发因素，提高他们对精神疾病的抗病能力。

（3）教他们怎样正确处理好人际关系，正确对待生活中的种种挫折。

（4）向家属介绍精神病方面的家庭护理常识及注意事项，做好精神病康复预防的配合工作。

（四）老年患者心理特征及护理措施

1．心理特征

老年人随着年龄的增长，会因机体各系统生理功能的降低导致器质上、精神上的疾患，使其自理能力出现不同程度的降低，带来了自己在社会、家庭中角色和价值的变化，常会产生失落、孤独、无能为力等心理特征。

2．护理措施

（1）在积极治疗和护理器质性疾患的同时给予心理支持，无论老年人有无社会、经济地位，身体有无残障，都应当尊重其人格，不应当使心理受到伤害。要耐心倾听老人的诉说，不可表现厌烦情绪，对老人的健忘和唠叨要给予谅解等。

（2）促进人际交往，对有生活自理能力的老人，为其创造社会交往环境，开展社区活动，丰富生活内容，从而提高生活质量。

（3）关心老人，家庭和社会的关心是老年人心理保健的人际环境。人际环境不理想，老年人怎样努力也不可能满意自己的生活质量。因此应鼓励亲属、子女加强与老人的接触和情感交流，以消除其孤独感。

（4）鼓励发展情趣，鼓励老人选择适合自己的娱乐休闲活动，如绘画、作诗、养花、养鱼、下棋、打太极拳、练气功等，使老人保持身心健康，幸福地安度晚年。

第五节　体位与体位转移

一、体位转移的康复意义

体位一般指人的身体位置，应用在临床上通常指的是根据治疗、护理和康复的需要所采取并能保持的身体姿势和位置。临床上常用的各种卧位包括：仰卧位、侧卧位、半卧位、坐位、俯卧位、膝胸卧位、截石位、头低足高位、头高足低位等。康复治疗时。在选取不同卧位中还要特别针对疾病的特点，如脑卒中等上运动神经元损伤的患者，所采取对抗痉挛模式的体位，可有助于防止或减轻痉挛；烧伤后采取抗挛缩的功能体位可减轻因畸形而造成的日常生活活动障碍。

体位转移是指通过一定的方式改变身体的姿势或位置。定期的体位转移，可促进血液循环，预防因静止卧床而引起的坠积性肺炎、压疮、肌肉萎缩、关节挛缩和深静脉血栓等并发症发生，最大限度地保持各关节活动范围。另外，根据康复训练的要求，需要有体位转移的配合，才能实现康复训练目的，因此，体位转移对于保障康复和促进康复效果具有极其重要的意义。

二、体位转移的方式

根据体位转移完成过程中主动用力程度，可将体位转移分为主动体位转移、助动体位转移和被动体位转移三种。

1．主动体位转移

是指不需任何外力帮助，能够按照自己的意愿，或者为了配合治疗、护理及康复的要求，通过自己的能力随意转移并保持身体的姿势和位置。

2．助动体位转移

是指在外力协助下，通过患者主动努力而完成转变的动作并保持身体的姿势和位置。

3．被动体位转移

是指完全依赖外力搬动并利用支撑物保持身体的姿势和位置。外力通常由康复人员施行，也可由患者家属进行。支撑物可使用软枕、小棉被、浴巾和沙袋等。

三、体位转移的要求

1．任何的体位及转移都要以不影响临床救治为前提，同时防止病情的进一步发展及恶化。

2．在体位转移前，应向患者及家属说明体位转移的原因及意义，以取得积极配合。

3、在体位转移过程中，注意动作协调轻稳，不可强力拖拉，并尽可能鼓励患者发挥自身残存能力，同时给予必要的协助和指导。对插导尿管和使用各种引流管的患者。在体位转移时，应先固定好各种导管，以防脱落。

4．根据病情、康复治疗和护理的需要，选择应采取的体位及其转移的方式、方法和间隔时间，一般 2 小时一次。并在转移时应注意观察全身皮肤有无出血点，局部皮肤有无红斑、破溃及肢体血液循环是否良好等情况，发现异常要及时处理，并缩短间隔时间。

5．体位转移后，要确保患者舒适、安全和保持功能位。

四、体位转移的方法

翻身及变换体位看起来是简单动作，但却是非常有预防和治疗意义的活动。体位转移的方法很多，包括有翻身法、移向床头法、从卧位到坐位、从坐位到站位，以及从轮椅到床等转移方法。由于患者体重及病情不同，操作者可以采取一人协助转移法（适用于体重较轻、有一定移动能力的患者）或二人协助转移法（适用于体力极弱或肥胖等患者）。

（一）翻身法

1．一人协助患者翻身法

（1）患者仰卧，双手交叉相握于胸前上举或放于腹部，双膝屈曲，双足支撑于床面上。

（2）操作者站在病床一侧，先将患者两下肢移向近侧床沿，再移患者肩部，然后一手扶托肩部，一手扶托髋部，轻推患者向对侧呈侧卧位。如果在此卧位下进一步翻转，则可成为俯卧位。

（3）整理床铺，使患者舒适并维持功能位。

2．二人协助患者翻身法

（1）患者仰卧，双手放于腹部或置于身体两侧.

（2）操作者二人同站在患者将翻向的对侧床边，一操作者双手分别扶托患者颈肩部和腰部，另一操作者双手分别扶托患者臀部和腋窝部，二人动作一致的同时抬起患者使其转向对侧呈侧卧位 .

（3）整理床铺，使患者舒适并维持功能位。

（二）移向床头法

1．一人协助患者移向床头法

（1）视病情将床头摇平，或放平床头支架，将枕头横立于床头，以保护患者避免碰伤。

（2）患者仰卧屈膝，双足支撑于床面上 。

（3）操作者一手稳住患者双脚，一手在臀部提供上移的助力，协助患者移向床头。

（4）放回枕头，恢复床头原位或按需要抬高床头，整理床铺，使患者舒适并维持功能位。

2．二人协助患者移向床头法

（1）视病情将床头摇平，或放平床头支架，将枕头横立于床头，以保护患者避免碰伤。

（2）患者仰卧屈膝，双足支撑于床面上 。

（3）操作者二人分别站在床的两侧，面向床头，二人同时一手扶托患者颈肩部，一手扶托患者臀部，动作一致地抬起患者移向床头。

（4）放回枕头，恢复床头原位或按需要抬高床头，整理床铺，使患者舒适，并维持功能位。

（三）仰卧位与坐位转换法

1.从仰卧位到平坐位

（1）患者仰卧位，双上肢置于身体两侧，肘关节屈曲支撑于床面上。

（2）操作者站于患者侧前方，以双手扶托患者双肩并向上牵拉，或一手置于患者后臂向上托起。

（3）指导患者利用双肘的支撑抬起上部躯干后，逐渐改用双手掌支撑身体而坐起。

（4）使患者保持座位舒适。

2．从平坐位到仰卧位

（1）患者平坐位，从双手掌支撑于床面开始，逐渐改用双侧肘关节支撑身体，使身体缓慢向后倾斜。

（2）操作者用双手扶持患者双肩以保持倾倒速度，缓慢完成从平坐位到仰卧位的转换。

（3）使患者舒适，并保持功能位。

（四）从椅坐位到站立位

1．患者椅坐位，双足着地，力量较强的足在后，躯干前倾。

2．操作者面向患者站立，两足分开与肩同宽，用双膝夹紧患者双膝外侧以固定，双手扶托其双髋或拉住患者腰带，利用身体重心力量，用力帮助患者上抬。

3．患者双手置于操作者肩胛区，根据操作者的指令抬臀、伸腿完成站立。

（五）床一轮椅间转移法

1．从床到轮椅的转移

（1）检查轮椅装置是否完好。

（2）推轮椅到床旁与床呈 450 夹角，刹住车闸，竖起脚踏板。

（3）协助患者坐于床边，双足着地，躯干前倾。

（4）操作者面向患者站立，用双膝夹紧患者双膝外侧以固定，双手拉住患者腰部皮带或扶托其双髋。让患者双手搂抱操作者的颈部，并将头放在操作者靠近轮椅侧的肩上。操作者微后蹲，同时向前、向上拉患者，使患者完全离开床并站住。

（5）在患者站稳后，操作者以足为轴旋转躯干，使患者转向轮椅臀部正对轮椅正面，然后使患者慢慢弯腰，平稳坐在轮椅上。

（6）帮助患者调整位置，尽量向后坐，翻下脚踏板，将患者双脚放于脚踏板上 。

2．从轮椅到床的转移

（1）当患者下轮椅返回病床时，将轮椅推至床旁与床呈 450 夹角，刹住车闸，竖起脚踏板。

（2）协助患者坐于轮椅边，双足着地，躯干前倾。

（3）操作者面向患者站立，用双膝夹紧患者双膝外侧以固定，双手拉住患者腰部皮带或扶托其双髋。让患者双手搂抱操作者的颈部，一并将头放在操作者靠近床侧的肩上。操作者微后蹲，同时向前、向上拉患者，使患者完全离开轮椅并站住。

（4）在患者站稳后，操作者以足为轴旋转躯干，使患者臀部正对床沿，然后使患者平稳坐在床上。

第六节 日常生活活动的自理及其康复护理

一、日常生活活动的内容

日常生活活动（activities of daily living，ADL）是指人在独立生活中反复进行的最必要的基本活动。即衣、食、住、行、个人卫生等。ADL包括如下内容：

进食：如使用筷子、勺等进食用具夹（舀）取食物和水，送至口中的一组动作。

排泄：如解系腰带、穿脱裤子、完成大小便及便后清洁、使用厕所（坐式、蹲式）或便器的一组动作。

个人卫生：如洗漱（洗脸、刷牙、洗澡）、修饰（梳头、剃须、修剪指、趾甲，女患者化妆等）等一组动作。

更衣：如穿脱内外衣裤、鞋袜、解系纽扣、拉链的使用、系松衣带等一组动作。

转移：如体位的移动、变换和保持，上下楼梯，使用轮椅、助行器、支具、假肢的转移和行走。

二、ADL自立的意义

对于一定年龄的人来说，ADL是很容易完成的简单动作，但是对于伤、病、残造成的功能障碍者而言，ADL则成为他们难以完成的复杂动作，他们丧失了随意完成ADL的能力，完全或部分依赖于他人帮助，使生活的范围受限，生活质量降低。他们迫切渴望能够提高适当的运动和生活自理能力。因此，通过康复训练及其护理的实施，使患者尽可能地获得

ADL 自理能力，对提高生活质量及实现回归社会的目标具有重要的意义。

（1）日常生活活动能力的测定和分级：

日常生活活动能力的测定就是以科学的方法对残疾者的日常生活活动能力进行观察和评定。以便明确目前他们尚存的和失去的活动能力及障碍程度。以便确定康复目标，制定康复计划，同时这也是康复疗效的评估依据。

①测定内容应包括每天生活中的各种动作，主要有：

A.床上活动：在床上所有活动所需要的动作，如翻身、起坐、移动身体和坐姿平衡等。

B 轮椅上活动：使用轮椅所需要的全部动作，如上下轮椅的活动能力，对轮椅掌握的程度等。

C 自我护理活动：洗漱、洗澡、大小便自理情况，穿脱衣服、鞋袜能力、进餐活动。

D 其它手部活动：使用电灯、电话、钱币能力等。

E 行走：室内、室外行走能力，上下楼梯能力，辅助器的使用等。

F 乘坐公共汽车或其他交通工具情况。

②通过测试应该明确如下问题：

A 患者当前所具有的独立活动程度怎样，在哪些方面能够自理，哪些方面还需要帮助。

B 梳洗、进餐及使用交通工具的具体情况，如进餐所需时间和帮助的方式：步行距离、登台阶的能力、耐力等。

C 患者是否基本上依赖轮椅、扶拐或独立行走？熟练程度、耐力和速度。

D 是否需要专人帮助？需要帮助的程度。

E 患者的全面情况，包括职业的、心理的情况，以及为回归社会所需要的功能训练情况等。

此外尚有厨房和家务活动等。

③日常生活活动能力的分级方法很多，下面举出两种：

A 四级分类法：

1 级：自理（independent）：

患者能独立地完成日常生活中的各种活动，不需要他人语言指导和体力上的帮助。

2 级： 需要监护（supervisionneeded）：

经他人语言指导或在旁监护，患者自己可以完成各项日常生活活动。

3 级：需要帮助（assestanceneeded）：

需要他人帮助才能完成各项日常生活活动。又可分为轻度、中等度、很大程度的帮助。

4 级：依赖（Depenednt）：

全部日常生活活动均需他人代做，患者自己完全不能自理。

这种分级方法简单、明确，不需特别评价、打分，就可说明患者的自理程度和需要什么样的帮助。但这种方法有些过于简单，以致不便用来作为评价康复疗效的依据。

（2）日常生活活动训练方法：

①首先将日常某些活动动作分解成简单的运动方式，从易到难，结合晨间护理，进行床边训练.

②为完成这一运动，要选择适当的方法

③要按实际生活情况进行训练，如拿筷子、端饭碗等.

④如果患者有肌力不足和缺少协调性时，可先做一些准备训练，如加强手指肌力的训练。

⑤在某些情况下，可应用自助具（为残疾者特制的辅助工具、器皿、家具、衣服等）做辅助。

三、ADL 自立训练的康复护理

（一）进食

许多伤、病、残者由于功能障碍，部分或完全影响到饮食摄入的完成和营养供给。因此，应对其进行良好的饮食护理，使患者能以良好的状态参与康复训练。

1. 提供良好的进食环境　应创造一个整洁、安静、无不良视觉和气味影响的周围环境，尽量减少在进食过程中不急需的治疗和护理操作。去除干扰进食的因素，如疼痛、体位不舒适、心情不愉快等，以保证患者能够在最佳身心状态下愉快而放松地进食。

2. 选择适宜的饮食种类，保障营养供给　食物的选择要因人而异。应根据患者的疾病种类、咀嚼、吞咽能力以及每日康复运动强度等不同情况，调配各种各样、营养搭配合理、符合不同进食对象要求的食物。

3. 必要的协助和自助器使用　对于摄取饮食能力减弱或丧失者，根据上肢能力、口腔功能状态，给予一定的协助。如：调节餐桌的高度；食物及用具的位置应放在易拿取之处；碗、盘底部要垫以防滑垫或布类予以固定等。并为患者选择合适的进食自助器，如使用加长加粗的叉、勺；“C”形的杯子、带吸管的杯子、多功能C形夹及ADL套等。

（二）排泄

由于各种伤、病、残等原因，导致患者丧失了正常排尿、排便的自控、自理能力，给患者身心带来极大痛苦。因此，通过康复护理的指导和协助，对改善患者的排泄功能和提高生活质量具有重要作用。

1. 心理护理　排泄异常的患者常有烦恼、焦虑、窘迫等心理压力。因此，应及时给予心理安慰，解除患者的顾虑，避免不良情绪对排泄的影响，鼓励其树立信心，积极配合排泄功能的康复训练。

2. 提供有利条件　对于不能去厕所排泄的患者，为其提供利于排泄的条件，如提供便器、给予屏风遮挡，使患者能够在精神放松的状态下完成大小便。如果病情允许，尽可能协助患者采取其习惯姿势排泄。

3. 皮肤护理保持局部皮肤清洁干燥，每日于便后清洗会阴、肛门。

4. 保健指导　指导患者养成定时排尿（便）的良好习惯，建立规律的排尿（便）反射。如尿失禁的患者，指导其每日进行盆底肌锻炼；便秘患者指导其每日进行腹部按摩，促进肠蠕动，帮助排便等。

5. 良好环境．保持室内空气清新，定期开窗通风。

（三）个人卫生

个人卫生是人的基本需要之一， 由于伤、病、残导致功能障碍的患者，无法或失去了自我保持清洁的能力，最需要关心和帮助。对功能障碍者提供个人卫生的帮助，不仅能够促进患者身心健康，同时也为增进医患关系，了解病情创造了良好条件。

1．进行个人卫生的ADL训练前，要向患者解释目的和要求，争取理解与合作。

2．按照每日康复训练计划，督促患者积极完成训练内容，对于不能独立清洁的患者，每日应按时给予清洁护理，保持其口腔、头发及皮肤的清洁、舒适。

3．指导和督促患者将训练内容应用于ADL中，使患者达到熟练的目的。

4．随时观察患者血压、脉搏、体温等全身症状和病情变化，出现异常立即报告康复医师。

（四）更衣

穿脱衣物是ADL中的基本内容，对于不能完成穿脱衣物的患者，针对其残存功能给予康复指导和训练，不仅能够维护患者的尊严，增强心理上的独立感，更重要的是能够使他们重新建立起生活的自信心。

1．衣物穿脱动作要求患者应具备一定的座位平衡和控制能力，以保持身体的稳定而有利于训练。

2．衣服的选择上要宽松，大小、厚薄适宜，以利于更衣训练中穿脱方便、穿着舒适。

3．衣物上的纽扣、拉链尽可能换为松紧带、尼龙搭扣，以便于患者操作。

4．训练时应从易到难，循序渐进。如先训练脱衣服，后训练穿衣服；先训练脱穿上衣，再训练脱穿裤子。偏瘫患者应先穿患肢，后穿健肢；先脱健肢，后脱患肢。

（五）步行训练

由于各种原因导致暂时或永久性步行功能障碍的患者来说，恢复独立步行能力是他们最大的愿望。即使仅能在他人扶持下或者使用助行器完成步行活动，他们的ADL和社会活动会感到方便和容易得多，生活质量也会随之明显提高。

1．当患者具备站位的三级平衡能力、重心转移能力、单腿支撑体重和单腿向前向后迈步能力时，应鼓励和协助患者积极参与步行训练。

2．做好患者步行训练前的心理准备工作，解除其紧张、恐惧等不良心理。

3．交代有关注意事项，如训练前排空大小便；衣服穿着宜宽松、柔软；鞋的大小要合适，不得穿皮鞋或拖鞋，以保证患者安全。

4．根据患者步行能力，选择训练方法，如室内、室外训练；平行杠内、杠外训练；平地、斜坡、上下台阶训练及使用助行器训练等；并给予一定协助。同时要正确掌握训练强度。避免患者过度疲劳。

5．配合治疗师监督、指导患者在平时步行中的步态和姿势，及时纠正其不正确的动作。

第七节　言语障碍、吞咽障碍的康复护理

（一）言语障碍的康复护理

1．康复护理原则　早期介入、先易后难坚持不懈。很多脑血管意外的患者在 2 周内开始恢复，大部分在 2～3 个月内恢复较快，超过 6 个月恢复较慢，超过 1 年大部分病例一般不能再恢复。因此对言语障碍的患者来说，康复护理应在急性期已过，病情稳定时介入。尽管发病后 3～6 个月是失语症治疗恢复的最佳时间，但对发病 1 年以上的患者也不应轻易放弃治疗。护理时特别要注意患者训练后的反应，对患者全身状态不良或有意识障碍、重度痴呆、拒绝训练或缺乏训练动机及要求者均不宜进行言语训练。对抗训练中出现疲劳或注意力不集中者，则应令其休息；而经过一段时间的系统言语治疗后仍无进展者，应暂时中止治疗。一旦言语功能获得改善，大部分是不会逆转的。

2．内容和方法

（1）环境准备：环境对患者的情绪有极大的影响，因此康复护士应特别重视给患者提供和创造一个良好训练环境。训练室要具有隔音性，便于治疗师对患者发音正确与否的

判断；训练时要限制无关人员的进出，以利于患者集中注意力进行训练；做到治疗环境清洁明亮；环境布置宜简洁整齐，适当摆放一些花草，给人以温馨和活力；刻意营造轻松的氛围，还可分成小组进行一些有趣的游戏，让大家在笑声中学习语言；在病室安排上，尽量不要将有言语障碍的患者放在一起，以使患者有更多的交流机会。

（2）形式灵活：训练方式主要有个别训练和集体训练，可根据患者的具体情况安排，但康复护士应了解训练内容，熟悉各种训练技术，重点是指导患者在日常生活活动中学习和运用各种交流技术，促进言语功能的恢复。

（3）时间合理：治疗时间宜安排在上午，每次训练不要超过30～60分钟，最好每日一次（至少每周不少于3次）。每次治疗可安排几种不同的训练方法。

（4）内容适宜：训练内容要适合患者的文化水平，生活情趣，能够引起患者的兴趣，先易后难，循序渐进。训练中所选择的内容应设计在成功率的70%-90%的水平上，于每次开始训练时即让患者感到有成功的希望，训练结束时能够保证完成；重视每一次与患者接触的时机，尽量与患者多交流。

（5）心理护理：由于引起言语障碍的原因不同，不同的患者会有不同的心理问题，但共同之处在于他们都丧失了人的交流功能，而变得丧失自尊心，极度的恐惧、烦躁等，因此做好心理护理，是使患者全面康复的重要保证。首先要尊重、理解患者，接待患者时态度要和蔼，语言要亲切，以消除患者的紧张心理，注意保护患者的自尊心；多鼓励患者以各种方式主动参与交流，以帮助患者建立康复的信心。

（二）吞咽障碍的康复护理

1．护理原则早期介入、强化刺激、循序渐进。

2．内容和方法

（1）体位选择：

根据患者身体状况选择既安全又有利于进食的体位。一般来说，只要病情允许，最好取坐位，头略前屈；如患者不能坐起，可取仰卧位将床头摇起+300，头部前屈，此种体位下进食，食物不易从口中漏出，又有利于食团向舌根运送，还可以减少向鼻腔逆流及误咽的危险。

（2）食物选择：

根据患者饮食特点及吞咽障碍的程度，选择患者喜爱的营养丰富易消化的食物，注意食物的色、香、味及温度。为防止食物误入气道，易于在口腔内移送和吞咽，所选食物应符合：

①柔软、密度与性状均一。

②不易松散有一定的黏度。

③能够变形，以利于顺利通过口腔和咽部。

④不易粘在黏膜上。因此，可将食物调成糊状或通过烹调时勾芡，使食物易于形成食团以便吞咽。

（3）食量选择：每次最适于吞咽的入口量，正常成人约 20ml。

（4）吞咽法选择：

①空吞咽与吞咽食物交替进行。

②侧方吞咽，即吞咽时头侧向健侧肩部，可防止食物残留在一侧梨状隐窝内，尤其适合偏瘫的患者。

③点头样吞咽，即吞咽时，配合头前屈、下颌内收如点头样的动作，可加强对气道的保护。利于食物进入食管。

第八节　压疮及其康复护理

一、压疮的原因

压疮是机体局部组织受压时间过长，血液循环障碍导致缺血、缺氧、营养不良而引起的组织损伤。引发压疮的原因有局部因素和全身因素两方面。

（一）局部因素

1．局部受压过久

2．局部受物理因素刺激

（1）潮湿：

（2）摩擦：

（二）全身因素

机体营养状况差、水肿、贫血、极度消瘦、恶病质以及患有糖尿病、截瘫、持久性植物状态等疾病的患者，由于局部组织血液及氧气供应差，承受压力能力低，容易发生压疮，而且产生压疮后的恢复能力也较差。

二、易发部位

主要好发于长期受压处的骨突出部位，其发生因体位不同而各异。如仰卧位时多发生在枕部、肩胛部、脊椎体隆突处、骶尾部、足跟部及肘部；侧卧位时多发生于耳廓、肩峰、髋部、膝关节内外侧及内外踝处；俯卧位时常发生于额部、下颌部、髂前上棘、膝前部及足趾；坐位时多发生于肩胛骨、坐骨、腋窝等处。

三、护理对策

压疮应以预防为主，做好患者及家庭成员对皮肤护理的基本知识教育。

（一）预防措施

主要体现以勤为主的原则，目的是随时去除引发压疮产生的各种原因。

1．勤变换体位　交替使用病情允许的各种体位，以减少同一部位长时间受压。一般每 2 小时鼓励和协助患者翻身一次。长久坐姿的患者一般每 15—30 分钟要做一次 15 秒钟的抬臀减压动作。若皮肤出现红斑时应缩短间隔时间。建立床旁和轮椅旁记录卡，以记录改变体位的时间、体位、皮肤情况及操作者签名，并做好交接班工作。注意在协助变换体位时，避免直接拖拉患者而造成人工皮肤擦伤。变换体位后，可在身体空隙处垫软枕、海绵垫等软支撑物，以减少局部过于集中的压力。有条件时可选用各种类型的减压床垫褥，如海绵垫褥、气垫褥、水褥等特制的减压床垫，使支撑体重的面积宽大而均匀，避免局部某些点的固定受压。

2．勤护理皮肤

（1）经常检查皮肤，保持皮肤清洁，及时用温水擦洗皮肤上的粪、尿、汗及分泌物等，必要时于清洁后涂擦皮肤保护剂。

（2）及时更换潮湿、污染的衣服和床上用品。

（3）经常按摩受压部位，倒少许50%乙醇予手掌心，以手掌大、小鱼际肌部分紧贴皮肤，作压力均匀的环形按摩3—5分钟，以促进局部血液循环，增强皮肤抵抗力。

3．勤整理床铺

保持平整、清洁、干燥、无皱褶、无碎屑。

4．勤做支撑减压练习

对长期卧床或长期依靠轮椅生活的患者，教会练习用双手支撑床面或轮椅扶手做抬臀减压动作。对不能或无力用手支撑的患者，让其交替倾斜上身以带动两侧臀部，分别做抬臀离开床面或椅面的重量转移动作。

（1）根据患者身体、营养、活动状况及疾病种类，设计饮食摄取结构及热能。注意给足高蛋白、高热能、高维生素及微量元素。

（2）对于不能自行进食，或通过饮食不能达到营养要求者，可通过输液或鼻饲补充营养。

（二）护理措施

1．评估压疮发生原因、部位、大小及程度，制订护理计划。

2．根据压疮轻重程度分4期。其护理措施如下：

第1期具有红斑，但皮肤完整。

第2期损害涉及皮肤表层或真皮层，表现为皮损、水泡或浅层皮肤创面。

第3期　损害涉及皮肤全层及其与皮下脂肪交界的组织，表现为较深皮肤创面。

第4期损害广泛涉及肌肉、骨骼或支持结缔组织（肌腱、关节、关节囊等）。

（1）红斑护理：对于第1期压疮主要通过增加翻身、按摩次数、调整矫形器和轮椅上坐姿等方法缓解局部压力；及时去除潮湿等诱发因素，保持局部清洁、干燥。

（2）水泡处理：水泡较小时，应防止其破裂、待吸收；水泡较大时，用无菌注射器按无菌技术抽吸，包扎，防感染。

（3）压疮创面处理：多处压疮或压疮面积过大可采用特制床垫解除受累部位受压，创面的处理上不主张使用抗生素，以免影响肉芽组织生长。根据情况可用生理盐水或双氧水溶液冲洗创面，然后用湿到半干的生理盐水敷料覆盖创面，每 2—4 小时更换敷料 1 次。湿润的创面不仅对组织损害小，而且有助于表皮在创面迅速生长，提高治疗效果。感染创面可以采用碘酊敷料或稀释的次氯酸盐治疗。对于坏死溃疡面要清除坏死的组织，促使新生肉芽组织生长。必要时根据全身症状和细菌培养结果，遵医嘱给予全身应用抗生素控制感染。

（4）物理治疗：局部可采用紫外线疗法、红外线疗法、超短波疗法、氧疗法及成纤维细胞生长因子离子导入疗法等，促进创面愈合。

（5）加强营养，改善全身状况，增加机体抵抗力。

（6）做好手术前后护理：对于长期保守治疗不愈合或压疮深达肌肉等组织，需要手术治疗时，应配合医生做好手术前后的各项护理工作及心理护理。

第九节 肢体残疾的康复护理

肢体残疾是指四肢器质性疾患和损伤引起的残疾。而肢体残疾的康复护理除了要做好一般护理工作外，还要在康复医学理论的指导下做好专门的护理技术。

1. 心理护理

（1）心理护理对肢体残疾患者的心理影响：

肢体残疾的患者突然的创伤、意外事故的发生，造成了终生的残疾，后天的肢体残疾造成了一种：“求生不得”“求死不能”的悲观厌世的心理，易产生不安、焦虑、抑郁 ，护士要经常关心并帮助他们，了解掌握患者的心理活动，做好心理护理，使患者保持心理平衡，从而使患者变悲观失望为主观努力，勇敢地面对现实，树立新的生活目标和自我价值实现的愿望。

（2）病室的环境对心理的影响：

病室的温度要保持在 18～20℃之间，湿度为 50%～60%之间，护理人员要为病人创造清洁、优美、舒适的休养环境，床铺要保持清洁、干燥，适当地配合一些有意义的娱乐活动，如下棋、看电视等，分散他们的注意力，使他们保持心情愉快，心理护理是心理康复的重要内容，做好心理护理才能实现心理康复，在心理康复的基础上，才能产生理想的康复效果。

（3）心理护理对肢体残疾功能康复的影响：

人的心理因素与疾病有密不可分的关系，不同的心理因素对肢体残疾的预后和康复的效果截然不同，随着肢体残疾的逐渐好转，情绪的逐渐稳定，护士应指导患者正确的机能训练，ADL 训练，促进肢体功能的恢复，通过心理康复从而达到肢体残疾的机能康复。

2. 改善肢体残疾障碍时期的护理

（1）对肢体残疾的患者进行功能障碍的评价：首先观察与评价肢体残疾者失去了哪些机能，尚残存哪些机能，这是康复护理工作的基础一资料的收集工作。是康复护理方案的制定和正确指导功能训练的基础，功能康复的评价要贯穿康复护理工作的始终，以检验功能康复的成效。

（2）手术前后护理　对肢体残疾功能的恢复或机能再建所实施的各种手术，做好手术前后的康复护理。

（3）对肢体残疾患者预防并发症的护理：对肢体残疾患者预防并发症是非常重要的环节，要预防褥疮、泌尿系感染，对于消化系统有疾病的患者要注意饮食，给营养丰富、易消化的饮食增强机体的抵抗能力，还要注意关节挛缩、畸形、肌肉萎缩等并发症的预防及护理。

3. 肢体残疾功能训练

对于肢体残疾的患者，每日在PT室、OT室、ADL室的功能训练时间是很有限的，为了使肢体残疾患者早日康复，护士要对机能障碍的患者采取代偿措施训练的护理。

（1）残存功能的训练指导：

保持关节功能位，护士要指导患者在休息、坐位时，使残肢处于静止状态，静止时膝关节应尽量处于伸直位，而不应处于屈曲位，仰卧位时，髋关节应尽量处于伸直位，而上肢静止时，肘关节应维持在屈曲45°位置，这样可以防止关节挛缩。在康复训练中，还要注意维持和发挥健全肢体的功能，保持健壮的体魄，以获得最佳的功能。对于比较软弱、力量较差的肌肉，要采用有选择性的肌肉再训练的方法，对某一块肌肉或某一肌群进行专门的训练，护士要对不同的肢体残疾采取不同的训练指导方法，对于上肢残疾的患者，除了要保持好下肢的正常功能训练外，对上肢的训练，护士要指导患者做肩胛骨内收、前伸，肩部外展、外旋、内收、内旋，肘屈曲、伸展，前臂旋后、旋前，腕屈曲训练，增强手指的屈曲、抓握、对掌及拇指的内收的训练，可用捏皮球的方法来训练手指的功能，每一项做20次，动作要缓慢、用力，每一动作历时3～4秒，如果肌力微弱或关节活动度很小，不能有效地抓握，可用海绵块代替。如果上肢正常，对于下肢的训练，护士要训练下肢的屈伸，髋关节屈曲、外展、外旋、内收、内旋，膝关节的屈曲、伸展，踝背伸和内翻，踝跖屈和内翻，足趾背伸，每项做20次，时间、次数要因人而异如果患者自己不能完成训练，护士要协助患者做被动运动训练，防止失用性萎缩。

（2）协助和指导生活自理的护理及ADL的训练：

在进行训练时，有目的进行，要针对患者的职业和日常生活功能的需要及其他需要来进行，提高患者康复训练兴趣和信心，加快康复训练的速度，提高康复训练的质量。饮食、排泄、清洁、更衣，移动等是生活必要的基础动作，加强肢体残疾的机能训练，护士要将功能训练实施于日常生活活动中，要训练患者自己坐起，扶助坐起或床头拉绳坐起，然后训练站立、床头站立、原地左右移动重心，练习移动。对不能独立做的，可借助平衡木训练上述动作。教会患者如何利用残存的机能及自助具学会吃饭、清洁、翻身、起床以及从床移至轮椅，从轮椅至厕所的移动动作，从而提高和改善生活自理能力。

（3）辅助用具的使用、训练及护理：

全肢残疾的患者往往需借助一些辅助用具来完成日常生活活动，护士要正确指导患者使用辅助工具，尽早开始承重训练，但残肢人的承重训练不能超过骨、关节囊和韧带的耐受能力。肢体残疾的患者对拐杖的使用应先让患者在平行杠内进行平衡训练，再利用拐杖前后、左右移动训练，然后利用一根拐杖进行平衡训练，大弯腰训练，方向转换训练，各种步态、姿态的训练，从椅子上站起身训练，跌倒训练，升降台阶训练等，在使用辅助工具时患者要注意安全，正确地使用辅助工具是机能康复不可忽视的重要方面。

（4）假肢的使用训练和护理：

应指导病人像穿夹克衫或套头卫生衫那样滑动穿上假肢，再教患者如何控制假肢的每个机构，上肢假肢的训练比较复杂。如果是前臂的假肢，必须教会前臂的控制，如果是上臂的假肢，必须教会前臂的控制，肘关节的锁住及肩的回旋，然后对能动钩或能动手的动作进行指导，用木块、海绵、橡胶块做手握控制的方法，作为应用动作，要指导患者进行衣服的穿脱。吃饭动作、清洁、排泄及家务动作等的训练。下肢的训练：站立位的平衡、前进、侧方移动、后退、步行、平行杠的外侧，拄拐步行及独立步行，阶梯的上下。此外，也可训练坡道的上下，通过障碍物，倒地后站起，上述有些项目可在平行杠中进行，还可在转动履带上步行，进行耐久性训练或搬运重物的训练。

使用假肢的患者，要注意观察假肢与皮肤接触的部位有无红肿、出血、破溃的发生，如果护士指导、护理的不当，往往会造成并发症，甚至再次残疾之可能。

通过各种正确的康复护理，才能使肢体残疾患者缩短疾病的疗程，减轻痛苦，加速肢体残疾康复，最终获得尽可能多的生活自理能力，尽快、尽早地回归家庭、回归社会。

第十节 使用康复辅助器具的护理

运用工程和技术的手段替代或补偿减退和丧失的功能，矫正畸形，预防功能进一步退化的工程学称之为康复工程（rehabilitation engineering）。随着科学技术的高速发展，信息技术、微电子技术、仿生技术、光机电一体化技术、基因技术、生物工程、医学工程等被大量地应用到康复医学中来，使患者最大限度地满足生活自理的需要，回归家庭和社会。

康复辅助器包括假肢、矫形器、助行器具、听力和视力补偿器具以及各种生活助具等，旨在通过代偿和替代的途径，补偿残疾人的功能障碍，从而改善残疾人的日常生活、工作、学习和娱乐活动的能力，降低残疾水平，提高生活质量，促使其回归家庭和社会。

一、概　述

1. 定义

矫形器（orthosis）又称支具，是一类按特定设计，用金属或塑料等材料制作的肢体和躯体体外附加装置 。旨在矫正或预防肢体或躯体畸形，补偿因神经支配障碍或运动系统损伤及疾病而造成的关节稳定性障碍或活动障碍，保护病损或脆弱的组织和器官。预防和纠正畸形，提高和补偿功能缺陷，以满足生存需要，提高生存质量。

（一）基本功能

1. 稳定和支持通过限制关节异常活动，保持关节稳定性，支持关节承重，发挥良好运动功能。

2. 固定和保护通过固定病变肢体及关节来纠正畸形和恢复功能来达到固定和保护作用，如骨折后矫形器的固定。

3. 预防、纠正畸形因软组织病变及肌力不平衡引起骨关节畸形，可通过矫形器预防及纠正畸形。

4. 减少负重矫形器可以部分承担体重，减轻肢体或躯体负荷，如坐骨负重矫形器，可使下肢免除负重，恢复行走功能。

（二）分类

1. 上肢矫形器（upper extremity orthosis）

2. 下肢矫形器（10wer extremity orthosis）

3. 脊柱矫形器（spinal orthosis）

（三）使用

1．矫形器康复处方　结合患者病史，体格检查，矫形器佩戴部位的关节活动度和肌力情况，以及矫形器结构原理，适应证，制订矫形器康复处方。内容包括：目的、功能要求、品种、材料、固定范围、体位、作用力的分布及使用时间等。

2．矫形器佩戴前后的功能训练　综合患者各方面的情况制定康复训练计划。佩戴前以增强肌力，改善关节活动范围和协调功能，消除水肿为主；在正式使用前，要进行试穿并调整对位对线，动力装置等结构；教会患者如何穿脱矫形器并在穿上矫形器以后进行一系列的功能活动和日常生活活动。对需要长期使用矫形器的患者，应每 3 个月或半年随访一次，了解矫形器的使用情况，动力装置及病情变化，根据功能要求及时修改和调整矫形器。

1．佩戴前护理

（1）心理疏导：使患者能够配合治疗，积极投入到患肢肌力、关节活动范围和肌肉协调能力的训练中去，为矫形器使用创造条件。

（2）加强教育：使患者认识到矫形器的使用对治疗和预后的影响。

（3）衣着要求：指导患者穿宽松、柔软和易于穿脱的衣裤。如使用上肢矫形器，宜穿大袖口的衬衣；使用下肢矫形器，则裤脚口要大，以方便取戴矫形器。

2．佩戴后护理

（1）矫形器使用训练：认真向患者及家属讲明矫形器的使用方法和使用时间（白天、夜间，昼夜用等），指导患者正确、有效使用矫形器，包括教会患者穿脱矫形器，

进行相应的功能训练等。如使用上肢矫形器时，应教会患者进行日常生活操作活动的训练；用于下肢的矫形器，进行保持身体平衡，迈步行走，坐下、起立、上下楼梯和正确使用拐杖或助行器辅助蓍亍走等训练。

（2）预防压疮：注意检查局部皮肤有无发红、疼痛、破损等，并针对出现的问题，及时采取有效措施。如骨受部位应加软衬垫缓解受压；对局部受压严重的矫形器，请矫形

器技师进行适当的调整等。

（3）保持皮肤清洁：每日清洗局部皮肤并保持干燥。

（4）矫形器保养：为保证矫形器能发挥最大功能，应重视对矫形器的保养。经常清洗，保持干净；对用低温热塑材料制作的矫形器存放时要远离热源；如发现矫形器有使用问题要及时请矫形器技师解决。

第十一节 假 肢

一、概 述

（一）残肢

1．定义残肢是指因遗传、外伤、肿瘤等疾病造成四肢的某部分缺失后残存的部分。

2．理想残肢理想的残肢应具备以下条件：

（1）残肢长度适当，以便确保能有足够的杠杆力来控制假肢。

（2）残肢末端皮肤耐压、耐磨，并具有正常感觉，局部无压痛、其切口瘢痕应呈线状且与骨骼无粘连。

（3）残肢末端保留有适当的皮下组织，以保证残肢末端有较好的承重能力。

（4）残肢的残存关节无畸形，并有良好的功能和肌力。

3．残肢定型

临床上常以残肢同一部位周长持续2周无变化，或残肢与健肢同部位相比周长相等，作为残肢定型的标志。通常残肢自然定型需要半年以上，采用一定措施后可缩短为2～3个月。残肢定型前一般采用临时性假肢，而定型后可装配永久性假肢或正式假肢。

三、假 肢

假肢是用于弥补因先天性肢体缺损和后天性伤病截肢所致的肢体部分或全部缺失的人工肢体。

（一）分类

假肢按结构分为内骨骼式假肢和外骨骼式假肢；按用途分为装饰性假肢、功能性假肢、作业性假肢和运动性假肢；按安装时间分为临时性假肢和正式性假肢；按解剖部位分为上肢假肢和下肢假肢。

（二）上肢假肢

康复评定首先对残肢局部进行评估，包括：残肢有无畸形、皮肤是否完整及感染、有无溃疡创面、有无瘢痕，关节活动度是否受限，肌群肌力是否良好以及残肢有无神经瘤等。其次，测量残肢长度也很重要。残肢的长度直接影响到假肢的安装及装配后的功能恢复。

（1）前臂截肢：

肘下保留15cm左右的长度，较适合机电假手或机械假手的安装，且功能恢复满意。若肘下短于6cm，假肢安装较困难，且稳定性差，功能恢复也差。同时保留肘关节很重要，即使前臂残端短至3～5cm，安装假肢的效果也比肘上截肢好。

（2）上臂截肢：

最好保留18cm左右的长度。如是高位上肢截肢应尽量保留肱骨头，以便保留肩部外形，有利于假肢的稳定性及功能恢复。

3．康复治疗

（1）穿戴假肢（手）前的训练。

（2）穿用假肢（手）的训练。

（三）下肢假肢

1．要求下肢主要功能是站、走、跑等。功能良好的下肢假肢除了外观逼真，轻便耐用，操纵简便，穿脱方便以外，还应具有适合的长度，良好的承重功能和生物力线，以保证截肢患者在安装假肢以后步行平稳，步态良好。

2．康复评定

（1）皮肤情况：有无感染、溃疡、窦道及骨残端粘连的瘢痕。

（2）残肢畸形及程度：残肢关节有无畸形及关节活动度如何，负重力线是否良好等。

（3）残肢长度测量：膝下截肢长度的测量是从胫骨平台内侧致残端；膝上截肢测量是从坐骨结节致残端。理想的膝下截肢长度为15cm，膝上截肢为25cm左右。

（4）残端形状：传统的截肢，残端为圆锥形，现已不采用。目前采用更为合理的圆柱形残端，并配合新型的假肢接受腔，更有利于假肢的功能恢复，效果更佳。

（5）关节活动度：有无关节挛缩及关节活动度的改变 。

（6）肌力检查：主要检查维持站立肌群和行走肌群的肌力情况。

（7）神经瘤情况：有无、大小、部位、疼痛程度等。

3. 康复治疗

（1）截肢后临时假肢的安装及康复训练：

①穿戴临时假肢训练；

②平衡训练；

③迈步训练；

④侧方移位训练；

⑤上下阶梯及坡道训练。

（2）永久性假肢的安装及训练：

①假肢穿戴训练；

②起坐和站立训练；

③平行杠内训练；

④实用训练。

（一）截肢前康复护理

1、做好心理疏导　目的是帮助截肢者稳定情绪，树立战胜疾病，回归社会的信心，以便积极配合，做好安装假肢前的各项准备工作。

2. 消除患肢肿胀术前注意休息，将患肢远端垫高，以促进血液回流和肿胀吸收，为手术做好准备。

3．增强残肢皮肤耐受性　是患者能长期使用假肢的前提。加强残肢皮肤的护理。保持局部清洁，利用各种拍打、叩击、挤压等感觉刺激，逐步提高皮肤耐受性或耐磨性，以保证患者长期正常使用假肢。

4. 增强残肢近端肌力　重视和指导患者进行残肢近端肌力的训练。上肢特别应注意肱二头肌、肩带肌群的训练；下肢特别要注意髋带肌群、股四头肌等的训练。装配假肢后，残肢的活动全部依赖于残肢近端关节肌肉的活动，如果肌力不足，将严重影响假肢的使用。

5．预防残肢近端关节挛缩鼓励患者进行患肢近端关节的主动活动，对需要固定的肢体应注意保持功能位，对不能主动活动者，应协助或指导家属进行患肢近端关节各个轴位的被动活动，预防关节挛缩。因为一旦发生残肢近端关节挛缩，则会使假肢的重力线发生变化，将严重影响假肢的应用。

6. 改善全身营养状况注意全身营养状况，给予高蛋白、富含维生素、易消化的饮食；加强健壮肢体的活动。全身营养状态良好是保证手术后伤口愈合，尽早进行残肢训练的基础。

（二）截肢后的康复护理

1. 观察残肢及全身情况 截肢残端和残肢功能是假肢发挥作用的关键，提供一个较为理想的残肢是安装假肢前不可忽视的重要的准备工作。截肢术后应加强对残肢的观察，特别要注意残端肿胀、压痛及愈合情况；局部皮肤变化；残肢近端关节活动范围；幻肢及幻肢痛情况以及健侧肢体的活动情况和心肺功能情况等。

2．保持残肢功能位　术后即应将残肢固定在功能位，且残肢下应加垫，残肢远端应抬高，促进血液回流。

3．促进残肢定型　截肢术后即应对患者进行控制残肢必要性的教育，使患者理解和掌握残肢处理方法。常用的残肢处理方法有包扎弹力绷带和制作石膏接受腔等。

4. 加强残肢功能训练截肢术后早期指导患者开始残肢功能锻炼，以增强残肢肌力，保持残肢关节活动范围，防止肌肉萎缩，关节挛缩畸形等并发症，保持身心健康。

（三）假肢穿戴的护理 、

1．残端保护为了使患者能够长期穿戴和使用假肢，特别要重视对残端的保护。因为残端一旦碰伤，患者既不能穿用假肢，还影响和限制其活动。

（1）注意残端皮肤变化，特别要注意皮肤的颜色和疼痛情况，发现皮肤有异常，应及时请矫形技师修整接收腔，避免局部皮肤受伤。

（2）观察残端瘢痕情况：残端瘢痕如愈合在骨骼上；既影响皮肤移动又极易造成碰伤，应注意接收腔的适配和软衬套的使用。必要时需手术解决。

（3）保持残端清洁：每天要仔细清洗残肢，并保持残端干燥，残肢衬套必须每天换洗。

（4）及时处理残端伤口：特别是局部循环障碍的患者，伤口很难愈合，因此碰伤后应及时处理，注意保护，避免伤口扩大、感染。

（5）保证接受腔适配：最简单的方法是采用多个残肢套的方法自行调节。残肢套最好选用纯棉制品，一般在薄的残肢套上再套一层厚的残肢套，但应注意用残肢套调整残肢粗细，最多不能超过 3 层。如用 3 层残肢套还不能与接受腔适配，则应更换接受腔。

2．假肢穿戴 先在残肢上涂上滑石粉，然后套上残肢袜，局部要理平，或用布带、丝带缠绕在残肢上，再将残肢穿进假肢接收腔内。如用悬吊固定装置的大腿假肢，先束紧腰带，适当拉紧，试走几步后再逐渐调整到合适的位置予以固定。特别要注意的是开始穿戴假肢时，间隔 1 小时左右，就要检查残端有无皮肤发红。

3．假肢维护指导患者及家属做好假肢的维护，以保证使用安全，延长使用寿命。

假肢维护分为：

（1）接收腔的维护

1）做好内表面的清洁。指导截肢者每晚睡前将接受腔内表面擦干净。接受腔的软衬套如为 PE 材料可直接用温水清洗；如为皮革制作的软衬套，则用浸有肥皂水并拧干的毛巾擦拭。

2）注意裂纹的观察。树脂接受腔因长期使用易产生裂纹，或因表面脏物使树脂变质，使原本平滑的表面出现大小不等的瘢痕而损伤残肢皮肤，应经常检查。

（2）接收腔以外部分的维护

1）关节及结合部位的检查：特别注意有无松动、性能不佳、异常响声，发现异常应及时维修处理，有条件的应定期到矫形技师处检查维修，接受指导，一般3个月一次。

2）外装饰套的维护：注意保护，避免硬物碰撞，一旦出现小的破损应及时维修，以延长使用寿命。

第十二节　轮椅及助行器

一、轮　椅

轮椅适用于脊髓损伤、下肢伤残、颅脑损伤、脑卒中偏瘫、骨关节疾病、年老体弱患者。

（一）种类

根据不同残损的部位及残留的功能，轮椅分为普通轮椅，电动轮椅和特殊轮椅。特殊轮椅根据不同的需要又分为站立式轮椅、躺式轮椅、单侧驱动式轮椅、电动式轮椅和竞技式轮椅。

（二）选择指标

根据不同患者残损的程度及保留的功能，轮椅的选择及要求应注意以下几个方面：

1．座位宽度测量坐下时两股之间的距离，再加上5cm，即座位的最佳宽度。坐下后两边各有2.5cm的空隙。

2．座位长度测量坐下时后臀部至小腿腓肠肌之间的距离，并减去6.5cm。座位太短，体重落在坐骨上，局部易受压过重；座位过长会压迫腋窝部，影响局部血液循环。

3．座位高度测量坐下时足跟至脚窝的距离，再加上4cm，在放置脚踏板时，板面至少离地5cm。

4. 座垫　为预防压疮，可在靠背上和座位上放置座垫。

5. 靠背高度靠背越高，越稳定；靠背越低，上身及上肢的活动就越大。①低靠背：测量坐面至腋窝的距离，将结果减去10cm；②高靠背：测量坐面至肩部或后枕部的实际高度。

6. 扶手高度坐下时，上臂垂直，前臂平放于扶手上，测量椅面至前臂下缘的高度，加上2. 5cm。

7. 其他辅助件为满足特殊患者需要而设计，如增加手柄摩擦面，车闸延伸，防震装置，扶手安装臂托及轮椅桌，方便患者吃饭、写字等。

二、助　行　器

辅助人体支撑体重，保持平衡和行走的工具称之为助行器 。 临床常用的有：

（一）手杖（cane）、

手杖为单手扶持帮助行走的工具。根据结构和功能，可分为单足手杖、多足手杖、直手杖、可调式手杖、带坐式手杖、多功能手杖和盲人用手杖等。单足手杖一般采用木材或铝合金制成。适用于握力好、上肢支撑能力强的患者。多足手杖包括三足或四足，支撑面较广而且稳定。

（二）拐杖（crutch）

拐杖是靠前臂或肘关节扶持帮助行走的工具。有普通木拐杖、折叠式拐杖、前臂杖（forearm crutch）、腋杖（axillary crutch）和平台杖（platform crutch）等。

（三）步行器（walker）

主要用来辅助下肢功能障碍者 三轮、四轮式的）、截瘫行走器（walkabout）、交替式行走器（reciprocating gait orthosis，RGO）等。

1. 框架式助行器（walking frame）主要有：固定型、交互型、有轮型和步行车。

2. 截瘫助行器。

3. 交替式助行器。

三、使用轮椅和助行器的康复护理

（一）专用轮椅的护理

1. 端正坐姿　使患者坐于轮椅正中部位，背向后靠并抬头，髋关节尽量保持在90°左右。不能自已保持平衡者，应加系安全带固定，以保证患者安全。

2. 肌力训练　强化躯干肌力和控制能力的训练，以保证患者能安全地坐在轮椅中进行各种活动。训练常选择如桥式运动、燕式平衡、仰卧起坐等。用哑铃、杠铃等强化上肢肌力和耐力的训练，以保证上肢有足够的支撑力。

3. 轮椅转移训练　为了使患者能独立使用轮椅完成各种转移，必须指导患者进行专门的康复训练。教会患者独立使用各种转移技术如从床上左右、上下移动、床上坐起再到轮椅、轮椅到床或从轮椅中站起或移至其他椅上等。

遇有1级台阶时，应练习先将轮椅前面的小轮向上翘起，使轮椅向后倾，将小轮先置于台阶上，然后再将大轮子推过台阶。

4. 预防压疮　对外出乘坐轮椅时间较长的患者，应每隔30分钟进行臀部减压一次，即用双手支撑轮椅的扶手，使臀部悬空并保持15秒钟左右。同时要注意所有骨突部位的压力。

5. 安全教育　对患者进行安全教育，帮助患者养成制动轮椅手闸的习惯；加强保护。轮椅上适当部位（胸部、髋部）配用保护带，以方便固定患者。

（二）使用拐或助行器的护理

1. 心理疏导　帮助患者正确认识拐杖、助行器的作用，消除紧张、恐惧或否认的心理，最大限度地帮助患者恢复独立步行的能力。

2. 持拐教育、加强对患者进行有关拐杖或助行器使用的教育，指导患者学会根据身高调节拐杖或助行器的高度，从而正确使用拐杖或助行器。

3. 预防压疮对长期使用拐杖或助行器行走的患者，其腋下、肘部、腕部等处，也是压疮的好发部位，应注意预防，可通过增加拐杖或助行器着力部位护垫厚度，缓解局部受压情况，特别要注意局部皮肤的颜色变化和疼痛情况，发现异常要仔细分析原因。及时调整。

4. 肌力及平衡准备－加强躯干肌和上肢肌力训练，提高平衡能力。

5. 安全教育对患者及家属进行安全教育，加强保护措施，重视躯干肌的训练及坐位、站位平衡的训练，避免意外发生。

第十三节 脑卒中的康复护理

【概　述】

脑卒中（cerebral apoplexy）早期、科学、合理的康复训练介入，能有效地提高脑卒中后患者的生存质量。早期康复是指病人在患病后，只要生命体征　稳定，神志清楚，神经系统症状不再恶化 48 小时后，即可进行康复，一般 1 周内大都可以进行康复训练。

国外脑血管病康复的研究也对训练时间进行探索，丹麦哥本哈根的学者对 1197 例病人进行临床治疗和 Bobath 法康复，每日 1 次，半年后评估对比，证实 95%病人群中上下肢功能恢复达到最好效果时间是卒中开始后 11 周内，日常生活活动能力恢复最好时间是在 12.5 周内。　由此可见，早期康复训练必须与临床治疗同步进行，不宜错过康复的最佳时间。

目前康复界提出推行脑卒中单元的病房管理模式。这是一种为脑卒中患者提供药物治疗、肢体康复、语言训练、心理康复和健康教育的全方位提高疗效的系统，卒中单元主要体现对患者以人为本的人文关怀，把患者功能的预后以及患者和家属的满意度作为重要临床指标，而不像传统的只强调神经功能恢复和影像学的改善。

【康复护理】

脑血管病属于急危重症，早期的康复介入，对于减少并发症、降低死亡率、提高生存质量具有重要意义。

（一）护理目标

1. 抢救生命

2. 预防和治疗并发症

3．改善运动控制

（一） 急性期的康复护理

在成功抢救生命的基础上，一旦患者生命体征稳定，即应尽早介入康复，并根据护理诊断，制订相应的护理计划。

1）为救治工作进行必要的护理处置，保证临床救治工作有序进行。及时给氧，保持呼吸道通畅，快速开通静脉通道等。

2）预防感染和皮肤压疮：

①患者常因病情较重或昏迷而限制了其活动，护理时应注意对有神志不清、感觉障碍、昏迷的患者每2小时翻身一次；而无神志不清、无感觉障碍的患者可适当延长翻身间隔时间；对有自主活动和感觉功能正常的患者应嘱其自己掌握翻身和间隔的时间。

②注意保持呼吸道通畅，预防感染，可结合轻拍背部，进行体位排痰，不能自行排痰者应及时使用吸引器吸痰。

③保持床铺平整，皮肤清洁干燥。有尿失禁者，早期可行留置导尿，逐步改用间歇排尿，以帮助患者建立自主膀胱；对大便失禁者亦需加强护理，注意及时清理；保证营养和水的供应，以促进患者恢复。

（二）软瘫期的康复护理

软瘫期是指发病1～3周内（脑出血2～3周，脑梗死1周左右），患者意识清楚或有轻度意识障碍，生命体征平稳，但患肢肌力、肌张力均很低，腱反射也低。康复护理措施应早期介入，以不影响临床抢救，不造成病情恶化为前提。目的是预防并发症以及继发性损害，同时为下一步功能训练做准备。一般每天2小时更换一次体位，保持良姿位，以预防压疮、肺部感染及痉挛模式的发生。

1．软瘫期的良肢位摆放

是早期抗痉挛治疗的重要措施之一。这种良姿位（又称抗痉挛体位）能预防和减轻上肢屈肌、下肢伸肌的典型痉挛模式，是预防以后出现病理性运动模式的方法之一。

2．软瘫期的被动活动

如病情较稳定，在病后第3—4 周起患肢所有的关节都应做全范围的关节被动运动，以防关节挛缩。每日2～3次，活动顺序从大关节到小关节循序渐进，缓慢进行。直到主动运动恢复。

3．软瘫期的按摩

对患肢进行按摩可促进血液、淋巴回流，防止和减轻浮肿，同时又是一种运动感觉刺激，有利于运动功能恢复。按摩要轻柔、缓慢、有节律地进行，不使用强刺激性手法。对肌张力高的肌群用安抚性质的推摩，对肌张力低的肌群则予以擦摩和揉捏。

4．软瘫期的主动活动　软瘫期的所有主动训练都是在床上进行的。主要原则是利用躯干肌的活动以及各种手段，促使肩胛带和骨盆带的功能恢复。

（1）翻身训练：尽早使患者学会向两侧翻身，以免长期固定于一种姿势，出现继发压疮及肺部感染等并发症。

1）向健侧翻身：

1）双侧桥式运动：

帮助患者将两腿屈曲，双足在臀下平踏床面，让患者伸髋将臀抬离床面。如患髋外旋外展不能支持时，则帮助将患膝稳定。

2）单侧桥式运动：

当患者能完成双侧桥式动作后，可让患者伸展健腿，患腿完成屈膝、伸髋、抬臀的动作。

3）动态桥式运动：

为了获得下肢内收、外展的控制能力，患者仰卧屈膝，双足踏住床面，双膝平行并拢，健腿保持不动，患腿做交替的幅度较小的内收和外展动作，并学会控制动作的幅度和速度。然后患腿保持中立位，健腿做内收、外展练习。

（三）痉挛期的康复护理

一般在软瘫期2～3周开始，一般持续3个月左右。此期的康复护理目标是通过抗痉挛的姿势体位来预防痉挛模式和控制异常的运动模式，促进分离运动的出现。

1．抗痉挛训练 大部分患侧上肢以屈肌痉挛占优势，下肢以伸肌痉挛占优势。

（1）卧位抗痉挛训练：

采用Bobath式握手上举上肢，使患侧肩胛骨向前，患肘伸直。仰卧位时双腿屈曲，Bobath式握手抱住双膝，将头抬起，前后摆动使下肢更加屈曲。此外，还可以进行桥式运动，也有利于抑制下肢伸肌痉挛。

（2）被动活动肩关节和肩胛带：

患者仰卧，以Bobath式握手用健手带动患手上举，伸直和加压患臂。可帮助上肢运动功能的恢复，也可预防肩痛和肩关节挛缩

（3）下肢控制能力训练：

卧床期间进行下肢训练可以改善下肢控制能力，为以后行走训练做准备。

1）髋、膝屈曲训练：

患者仰卧位，护士用手握住其患足，使之背屈旋外，腿屈曲，并保持髋关节不外展、外旋。待对此动作阻力消失后再指导患者缓慢地伸展下肢，伸腿时应防止内收、内旋。在下肢完全伸展的过程中，患足始终不离开床面，保持屈膝而髋关节适度微屈。以后可将患肢摆放成屈髋、屈膝、足支撑在床上，并让患者保持这一体位。随着控制能力的改善，指导患者将患肢从健侧膝旁移开，并保持稳定。

2）踝背屈训练：

当患者可以控制一定角度的屈膝动作后，以脚踏住支撑面，进行踝背屈训练。护士握住患者的踝部，自足跟向后、向下加压，另一只手抬起脚趾使之背屈且保持足外翻位，当被动踝背屈抵抗逐渐消失后，要求患者主动保持该姿势。随后指导患者进行主动踝背屈练习。

3）下肢内收、外展控制训练：方法见动态桥式运动。

2．座位及坐姿平衡训练

尽早让患者坐起，能防止肺部感染、静脉血栓形成、压疮等 并发症，开阔视野，减少不良情绪。

（1）座位耐力训练：

对部分长期卧床患者为避免其突然坐起引起直立性低血压，首先应进行座位耐力训练。先从半坐位（约 30°）开始，如患者能坚持 30min 并且无明显直立性低血压，则可逐渐增大角度（45°、60°、90°）、延长时间和增加次数。如患者能在 90°座位坐 30min，则可进行从床边坐起训练。

（2）卧位到从床边坐起训练。

（四）恢复期康复护理和训练

恢复期早期患侧肢体和躯干肌还没有足够的平衡能力，因此，坐起后常不能保持良好的稳定状态。帮助患者坐稳的关键是先进行座位平衡训练。

1. 平衡训练

静态平衡为一级平衡；自动动态平衡为二级平衡；他动动态平衡为三级平衡。平衡训练包括左右和前后平衡训练。一般静态平衡完成后，进行自动动态平衡训练，即要求患者的躯干能做前后、左右、上下各方向不同摆幅的摆动运动。最后进行他动动态平衡训练，即在他人一定的外力推动下仍能保持平衡。

（1）座位左右平衡训练：

让患者取坐位，护士坐于其患侧，一手放在患者腋下，一手放在其健侧腰部，嘱其头部保持正直，将重心移向患侧，再逐渐将重心移向健侧，反复进行。

（2）座位前后平衡训练：

患者在护士的协助下身体向前或后倾斜，然后慢慢恢复中立位，反复训练。静态平衡（一级平衡）完成后，进行自动动态平衡（二级平衡）训练，即要求患者的躯干能做前后、左右、上下各方向不同摆幅的摆动运动。最后进行他动动态平衡 （三级平衡）训练，即在他人一定的外力推动下仍能保持平衡。

（3）坐到站起平衡训练：

指导患者双手交叉，让患者屈髋、身体前倾，重心移至双腿，然后做抬臀站起动作。患者负重能力加强后，可让患者独立做双手交叉、屈髋、身体前倾，然后自行站立。

（4）站立平衡训练：

完成坐到站起动作后，可对患者依次进行扶站、平行杠内站立、独自站立以及单足交替站立的三级平衡训练。尤其做好迈步向前向后和向左向右的重心转移的平衡训练。

2．步行训练

学习平行杠内患腿向前迈步时，要求患者躯干伸直，用健手扶栏杆；重心移至健腿，膝关节轻度屈曲。护士扶住其骨盆，帮助患侧骨盆向前下方运动，防止患腿在迈步时外旋。当健腿向前迈步时，患者躯干伸直，健手扶栏杆，重心前移，护士站在患者侧后方，一手放置于患腿膝部，防止患者健腿迈步时膝关节突然屈曲以及发生膝反张；另一手放置于患侧骨盆部，以防其后缩 。健腿开始只迈至与患腿平齐位，随着患腿负重能力的提高，健腿可适当超过患腿。指导患者利用助行器和手杖等帮助练习。

3．上下楼梯训练

原则为上楼时健足先上，患足后上；下楼时患足先下，健足后下。上楼时，健足先放在上级台阶，伸直健腿，把患腿提到同一台阶；下楼时，患足先下到下一级台阶，然后健足迈下到同一级台阶。在进行训练前应给予充分的说明和示范，以消除患者的恐惧感。步态逐渐稳定后，指导患者用双手扶楼梯栏杆独自上下楼梯。

4．上肢控制能力训练　包括臂、肘、腕、手的训练。

（1）前臂的旋向旋后训练。

（2）肘的控制训练。

（3）腕指伸展训练

5．改善手功能训练患手反复进行放开、抓物和取物品训练。纠正错误运动模式。

（1）作业性手功能训练。

（2）手的精细动作训练：

通过打字、拧螺丝等以及进行与日常生活动作有关的训练，加强和提高患者手的综合能力。

（3）日常生活活动（ADL）能力训练：

早期即可开始，通过持之以恒的 ADL。训练，争取患者能自理生活，从而提高生活质量。

（五）后遗症期的康复护理

一般病程经过大约 1 年，患者经过治疗或未经积极康复，患者可以留有不同程度的后遗症，此期康复护理目的是指导继续训练和利用残余功能，此外，训练患者使用健侧肢体代偿部分患侧的功能，同时指导家属尽可能改善患者的周围环境，以便于争取最大程度的生活自理。

1．进行维持功能的各项训练。

2．加强健侧的训练，以增强其代偿能力。

3．指导正确使用辅助器，如手杖、步行器、轮椅、支具，以补偿患肢的功能。

4．改善步态训练，主要是加强站立平衡、屈膝和踝背屈训练，同时进一步完善下肢的负重能力，提高步行效率。

5．对家庭环境做必要的改造，如门槛和台阶改成斜坡，蹲式便器改成坐式便器，厕所、浴室、走廊加扶手等。

（六）言语功能障碍的康复护理

右侧偏瘫患者中，约有 80%的人可能有失语症，护士既是言语治疗的协作者，又是言语治疗的组织者，应结合日常护理工作，促使患者言语功能的恢复。

（1）对完全失语且伴有认知障碍者，交流时配合手势、交流卡片或实物等。

（2）尊重患者，说话时态度要亲切、和蔼，语速要慢，语言要通俗、简单、易懂，最好用提问式，便于患者回答。不能 1：1 头回答的，应指导患者学会用手势、点头、摇头或交流卡。

（3）多鼓励、表扬，以增强患者的自信心，使患者敢于开口讲话，尽量利用护理治疗的时间，督促、指导言语康复训练计划的实施。

（七）摄食和吞咽功能障碍的康复护理

（八）认知功能障碍的康复护理

训练要与患者的功能活动和解决实际问题的能力紧密配合。

（九）心理和情感障碍的康复护理

1．心理和情感障碍产生的原因

（1）对疾病的认识异常。

（2）抑郁状态。

（3）情感失控。

2．心理和情感障碍康复护理

（1）建立良好的护患关系。

（2）运用心理疏导。

（3）认知行为干预。

1）放松技巧：根据“代偿”和“升华”心理防御机制，符合病人心理的赞赏、鼓励和美好的语言劝导，巧妙转移病人不良心境。教会其自我行为疗法，如转移注意力、想象、鼓励、放松训练等减压技巧，有助于减轻病人抑郁程度。

2）音乐疗法。

第十四节 脑性瘫痪的康复护理

【概　述】

脑性瘫痪（cerebral palsy，CP），简称脑瘫。是指小儿出生前至出生后一个月内，由各种致病因素所致的非进行性脑损伤综合征。主要表现为中枢运动功能障碍和姿势异常，可伴有不同程度的智力障碍、言语障碍、视听觉障碍、感知觉障碍、癫痫及心理行为异常。脑瘫的最重要致病因素是胎儿脑缺氧或脑部血液灌注量不足。

脑瘫可分为痉挛型、手足徐动型、共济失调型、强直型、肌张力低下型、震颤型、混合型和无法分类型；根据运动障碍涉及的部位分为单肢瘫、双瘫、三肢瘫、四肢瘫、偏瘫、截瘫、双重性偏瘫；根据病情严重程度可分为轻、中、重度。

康复的基本目标就是应用各种康复技术，对脑瘫患儿进行全面的、多样化的康复治疗和护理，帮助他们获得最大的运动、智力、语言和社会适应能力，改善生存质量，以适应家庭和社会生活。

【康复护理】

（一）护理目标

1．加强对高危新生儿（如宫内缺氧、难产、早产、窒息、颅内出血等）的监护，对有外伤史的患儿亦应加强监护，为早期诊断提供可靠的依据。

2．采取护理措施预防关节挛缩畸形，防止意外损伤和并发症。

3．为患儿创造良好的生活和治疗环境，注意纠正异常姿势，抑制异常肌肉痉挛的出现，通过游戏帮助患儿学会转移和平衡控制，并进行力所能及的日常生活活动自理训练和指导。

4．加强健康教育，多鼓励，帮助患儿克服各种心理障碍，以最大限度地减少残障，提高独立生活的能力。

（二）护理原则

早期发现，早期介入，综合处置，家庭参与，持之以恒。

（三）护理内容及方法

1．重视观察病情，做到早期发现、早期诊断、早期治疗。

（1）落实和加强儿保工作，定期监测婴幼儿的身高、体重、头围的增长速度以及智力、语言、行走等能力的发育情况。以便早期发现。如观察患儿有无肌张力高低不平衡、体态、姿势异常（如头颈、上肢屈曲，下肢伸展，剪刀步态），不自主苦笑、流口水、吸吮、吞咽障碍等异常表现，注意是否有感知和认知障碍。注意视、听、触觉及言语语言能力是否正常等。

（2）制定护理计划：针对患儿脑瘫的程度，制定相应的护理计划。提高患儿的运动能力和 ADL 自立度包括：

①选择正确的卧姿、抱姿。

②基本日常生活活动的训练和护理。

③安全教育和疾病健康知识教育，防止意外。

2．运动训练的护理

由于患儿肌张力高低不平衡，在运动训练时，特别要注意患儿姿势的护理。

（四） 康复护理措施

1、患儿良姿位的保持

患儿良姿位是指为防止或对抗痉挛姿势的出现，保持正常运动模式，促进正常运动发育所采取的治疗体位。其主要方法是控制关键点。

（1）头部及肩的控制　脑性瘫痪患儿头部与肩部的位置会影响他的全身，会因头与肩的位置异常而导致异常的姿势与异常的运动，进一步会影响患儿的就餐、穿衣等日常生活动作的能力，必须正确地进行控制。对于头部过伸、肩部向前突出的脑瘫患儿，要用两前臂压住患儿两肩，使肩向后，然后将两手放于患儿头的两侧轻轻向上抬起，并且要轻轻牵拉颈部使之伸长；对于坐位时表现出的肩胛带内收，两上肢屈曲向后，头部过度伸展的患儿，将前臂从患儿颈部后面环绕过去，将肩部推向前、向内，头部就会变伸展为屈曲；若患儿表现为全身软弱无力，头抬起后不能保持正中位时，可将拇指放于患儿两侧胸的前面，其余四指在肩后紧握患儿的双肩，将两肩拉向前方，同时扶持住双肩。这样可使患儿抬起头，并能较轻松地保持这种姿势。

(2) 脑瘫患儿的被抱姿势

对于痉挛型脑瘫患儿，由于他们身体总是长期处于僵直状态，故抱着累患儿时，应先把患儿屈曲。也就是说，把孩子双腿先分开，再弯起来，或者双手分开，头略微下垂，也可让患儿把头枕于抱着肩上。手足徐动型患儿的被抱姿势，与痉挛型患儿有很大不同。主要区别为：当将患儿抱起时，患儿的双手不再是分开而是合在一起，双侧腿靠拢，关节屈曲后，尽量接近胸脯，使患者维持好这一姿势后，把他抱在胸前，也可抱在身体的一侧。共济失调型脑瘫患儿在临床上合并有痉挛型或手足徐动型症状，故对患儿的抱法与前面基本相同，只是患儿临床上表现出什么症状，就选择相应的抱姿。弛缓型脑瘫患儿，身体像“软面条”一样无力，当抱这类患儿时，除了帮助把双腿蜷起，头微微下垂外，最重要的是给他一个很好的依靠。另一种方法是护理者把手从患儿的左腋下穿过，手掌托住他的右臀部。

（3）患儿坐姿良姿位

1）患儿在椅子上的正确坐位：应该是髋关节屈曲，脊柱与头颈成一直线，膝关节屈曲，全足底着地。对于手足徐动型脑瘫患儿，为了使患儿能保持正确坐姿应该抑制头的伸展与肩胛带内收，促进髋关节屈曲。肌张力低下型患儿坐在椅子上表现脊柱不能竖直，不能抬头。可用两手扶持在患儿的两侧腰骶部，四指在外侧，拇指放于脊柱的两侧，轻轻向下推压，给患儿一个支点，这样可以促使患儿抬头与伸直躯干。

2）患儿在床上的正确坐位：如果是手足徐动型的患儿，床上的最佳坐姿应该屈曲患儿的双下肢，使患儿形成一种腹部紧贴大腿的坐位，然后握住患儿的双肩，缓慢加压的同时将两肩向前向内推压，这样患儿就可以将两手伸出，在前面支持身体或抓玩具。对于痉挛型脑瘫患儿，应注意控制髋关节的屈曲状态，在患儿身后，用两上肢从患儿双腋下伸向大腿，扶住大腿内侧，将患儿拉向自己，使患儿躯干的重量负荷于他自己的座位支撑面上，并要保持两下肢外展的姿势。一定要注意，大多数痉挛型患儿在床上坐位时不以坐骨结节为支持点，体重负荷于骶骨上，而呈现脊柱屈曲、骨盆后倾的状态，这样的患儿不应让他取伸腿坐位，最好让他坐在椅子或木箱上，使双足能支撑于地面。但是，如果大腿后侧肌群明显紧张，则可坐于三角垫上，伸直双腿。

（4）患儿睡眠良姿位　脑瘫患儿最佳的睡眠体位是侧卧位，这样患儿比较容易将双手放在身体前面，有利于伸展肘关节和促进上肢运动的发展，并抑制角弓反张及头部、躯干和四肢的非对称姿势。

2、情感和心理支持

脑瘫患儿是不幸的，承受着身心双重痛苦。康复护士应给予患儿更多的爱心，对其运动、语言、智力等方面的功能障碍不歧视、不嘲讽，对患儿态度和蔼、亲切，耐心细致地照顾患儿，让其感受到温暖和关爱。经常与患儿交流，包括眼睛的、语言的、身体的。给患儿讲故事，组织一起做游戏。对学龄期患儿教其掌握正确的书写动作、执笔姿势，进而学习写字、画画。

对于患儿家长，要给予充分地理解和支持。首先帮助家长正确认识早期治疗的重要性，其能最大限度地减轻残障程度，提高患儿的自理能力，另外平时应经常与家长沟通，了解他们的想法和要求，耐心解答他们提出的问题，减轻家长的焦虑心理，使他们树立信心，并积极配合和参与对患儿的康复训练，为患儿的治疗创造一个良好的氛围。

3、康复教育

①向患儿家长介绍脑瘫的一般知识，包括病因、临床表现、治疗方法及预后等；

②教给家长患儿日常生活活动训练的内容和方法，避免过分保护

③告诉家长脑瘫患儿正确的卧床姿势；侧卧位适合各种脑瘫患儿；在患儿卧床两边悬挂一些带声响或色彩鲜艳的玩具，吸引患儿伸手抓玩，让患儿经常受到声音和颜色的刺激，以利康复；

④教会家长如何正确抱脑瘫患儿。家长每次抱患儿的时间不宜过长，以便使患儿有更多时间进行康复训练。抱患儿时要使其头、躯干尽量处于或接近正常的位置，双侧手臂不受压。应避免患儿面部靠近抱着胸前侧，防止丧失观察周围环境的机会。对于头部控制能力差而双手能抓握的患儿，可令其双手抓住抱着的衣服，或将双手搭在抱着的肩上或围住颈部；

⑤告诉家长预防脑瘫发生的知识和措施，包括产前保健、围生期保健和出生后预防。

第十五节　颅脑损伤的康复护理

【概　述】

颅脑损伤（traumatie brain injury，TBI）是创伤中发病率仅次于四肢的常见损伤，但其死亡率居各类创伤首位。

颅脑损伤分开放性和闭合性两种。开放性颅脑损伤是指头皮、颅骨、硬脑膜均有破裂，脑组织与外界相通；闭合性颅脑损伤是指头皮可有破裂，颅骨可有骨折，但脑组织不与外界相通。颅脑损伤后，患者可出现意识障碍、神经系统阳性体征及颅内压增高的症状及体征，也有部分患者表现较轻，意识障碍历时较短，神经系统无阳性体征。

【康复护理】

（一）生理功能的康复

1．维持营养，保持水、电解质平衡　昏迷患者鼻饲流质；所提供的热量宜根据功能状况和消化能力逐步增加，以维持正氮平衡。此外，还可从静脉输注20%脂肪乳剂、7%氨基酸以及电解质、维生素等以维护需要。

2．改善脑组织代谢，促进神经细胞功能恢复可静脉输注三磷腺苷、辅酶A、谷氨酸、核苷酸、吡拉西坦（吡拉西坦）等。另外，还可以选用促苏醒药物及高压氧舱治疗。

3．保持各关节功能位置，预防关节挛缩和足下垂定时翻身，预防压疮和呼吸道感染。定时进行被动运动，防止肌肉萎缩和关节变形。

（二）运动功能障碍的康复。

与脑卒中所致的运动障碍康复训练方法相似。

（三）言语障碍训练

言语障碍训练应尽可能及早开始。

（四）认知功能障碍训练

1．记忆力训练　记忆恢复主要依赖于脑功能的恢复。训练原则为患者每次需要记住的内容要少，信息呈现的时间要长，两种信息出现的间隔时间亦要长些。可采用记忆训练课（姓名和面容记忆、单词记忆、地址和电话号码记忆、日常生活活动记忆等）和记忆代偿训练（日记本、时间表、地图、清单、标签等）。

(1)PQRST 法：此方法为一系列记忆过程的英文字母缩写。P：先预习（preview）要记住的内容；Q：向自己提问（question）与内容有关的问题；R：为了回答问题而仔细阅读（read）资料；S：反复陈述（state）阅读过的资料；T：用回答问题的方式来检验（test）自己的记忆。

（2）编故事法：把要记住的内容按照患者的习惯和爱好编成一个小故事，有助于记忆。也可以利用辅助物品来帮助记忆，如记事本，鼓励患者将家庭地址、常用电话号码等记录，并经常查阅。在训练过程中，应注意：建立固定的每日活动时间，让患者不间断地重复和练习；训练从简单到复杂，从部分到全部；利用视、听、触、嗅和运动等多种感觉输入来配合训练；每次训练时间要短，回答正确要及时给予鼓励；多利用记忆辅助物帮助训练。

2．注意力训练 可采用猜测游戏、删除游戏、时间感训练等方式进行训练。

（1）猜测游戏：取一个玻璃球和两个透明玻璃杯，护士在患者的注视下将一杯扣在玻璃球上，让患者指出有球的杯子，反复进行无误后，改用不透明的杯子重复上述过程。

（2）删除游戏：在纸上写一行大写的英文字母如 A、C、G、H、G、U、I，让患者指出指定的字母如 C，成功删除之后改变字母的顺序再删除规定的字母，患者顺利完成后将字母写得小些或增加字母的行数及字数再进行删除。

（3）时间感训练：要求患者按命令启动秒表，并于 10 秒钟时主动停止秒表，然后将时间逐步延长至 1 分钟，当误差小于 1～2 秒钟时，让患者不看表，用心算计算时间，以后逐渐延长时间，并一边与患者交谈一边让患者进行训练，要求患者尽量控制自己不因交谈而分散注意力。

3. 感知力训练　感知力障碍主要表现为失认症（半侧空间失认、疾病失认、Gerstmann 综合征、视失认、身体失认等）和失用症（结构失用、运动失用、穿衣失用、意念和意念运动性失用等）。可采用对患者进行各种物体的反复认识和使用训练、加强对患者的感觉输入等方式进行训练。

4. 解决问题能力的训练

（1）指出报纸中的信息。

（2）排列数字：给患者 3 张数字卡，让他由高到低按顺序排好，然后每次给他 1 张数字卡，让其根据数字的大小插进已排好的 3 张卡之间，正确无误后再增加给予数字卡的数量。在排列数字的同时，可询问患者有关数字的各种知识。

（3）物品分类。

（五）心理护理

颅脑损伤常因突然发生的意外原因所致，心理上面临巨大的打击和压力。因此，尤其是有情绪、行为障碍的患者，应多与其交谈，在情感上给予支持和同情，行动上设法为其改变困难处境。对患者进行行为矫正疗法，通过不断地再学习，消除病态行为，建立健康行为，使患者能面对现实，逐步消除恐惧、焦虑与抑郁。逐步学会生活自理。

四、康复教育

（一）全面康复护理

指导患者进行全面康复，既要选择适当的运动疗法进行反复训练，又必须进行认知、心理等其他康复训练，并持之以恒

（二）社区家庭康复护理

增强家庭参与训练的意识与能力，指导家属或陪护人员掌握基本训练方法和原则，使其了解训练的长期性、艰巨性及家庭康复的优点和意义，保证患者在家庭中得到长期、系统、合理的训练。

（三）健康教育指导原则对即将出院的患者进行康复教育和健康指导是一种新的护理模式。

（一）康复教育原则

1．教育患者主动参与康复训练，并持之以恒。

2．积极配合治疗原发疾病。

3．指导有规律地生活，鼓励患者日常生活活动自理。

4．指导患者修身养性，保持情绪稳定，避免不良情绪的刺激。助于整体水平的提高。

5．争取获得有效的社会支持系统，包括家庭、朋友、同事、单位等社会支持。

（二）康复教育方法

1．计划性教育制订教育计划，通过宣传卡、健康教育处方和公休座谈会的方式，耐心向患者及家属讲解所患疾病有关知识、介绍治疗本病的新药物、新疗法，指导正确服药和进行功能训练等。目的使教育对象对所患疾病有切合实际的认识和评价，重新树立起病损后的生活和工作目标，为病人重返社会打下基础。

2．随机教育　针对患者及家属不同时期的健康问题及心理状态进行非正式的随机教育。可贯穿于晨、晚间护理、巡视病房及护理操作中，也可利用探视时间向患者、亲属讲解脑卒中有关知识。

3．交谈答疑式教育。

4.示范性教育 通过早期给予体位摆放及肢体训练方法，逐渐教会患者及其家属协助，积极进行自我康复训练，经过行为替代达到适应正常生活，最大限度发挥潜能。

5．出院教育 提供科学的护理和协助锻炼的方法，强调对患者的情感支持，定期随访指导，鼓励职业康复训练，把疾病造成的不利因素降低到最低程度。

6．患者俱乐部 组织同类患者，由康复成功者自己介绍经验，特别是如何配合训练的体会。由于脑卒中患者的康复训练是长期、艰苦的，因而坚持不懈是至关重要的。

第十六节 脊髓损伤的康复护理

【概　述】

脊髓损伤（spinal cord injury，SCI）是指由损伤或疾病等因素引起的脊髓结构、功能的损害，导致损伤水平以下运动、感觉、自主神经功能的障碍。脊髓损伤所导致的瘫痪是一种严重的残疾。康复护理不仅已介入急性期处理，在恢复期是主要的护理手段。

【康复护理】

1. 脊髓损伤患者的早期处理可能决定其最终转归。除神经外科和骨科必要的处理外，康复护理也直接影响脊髓损伤患者的预后。

（一）护理目标

1. 抢救生命，保持呼吸道通畅。

2. 改善心理状态。

3. 改善躯体活动功能。

4. 预防和处理各种并发症。

5. 提高生活质量和回归社会。

（二）护理内容及方法

1. 一般护理

脊髓损伤后可引起患者肢体不同程度的瘫痪，若护理不当可加重病情，发生各种并发症，延缓患者康复，故早期康复护理是非常重要的。

（1）现场护理：

对脊髓损伤的急症病人现场急救时，要注意防止脊髓损伤加重。搬动病人前首先检查肢体活动及感觉有否异常，如无异常，可使头颈部固定位置下移动病人，平卧位拉于硬板上，头颈部两侧加垫避免摆动，如检查有神经症状，则纵轴方向轻轻牵引头颈，固定好移至硬板上，迅速转送医院。

首先对可能有脊柱外伤的患者要给予高度的重视，在转运直至确诊之前，都要充分认识到潜在的脊髓损伤的危险性，必须持续固定脊柱，以保持脊柱稳定。由此可见，有专门训练的急救护送人员对伤后病人预后是很重要的。

（2）尽早解除脊髓压迫症状：

为脊髓恢复提供条件，如整复脊柱骨折、脱位，脊柱姿 势的固定。对于脊髓横断完全性损伤病人，在24小时内给予停止损伤病理变化的处理，如脊髓切开、局部冷冻、高压氧、药物应用等都可以改变脊髓损伤后继发变化，利于截瘫的部分恢复。

2.入院后护理：

康复病区的条件及设施

（1）病区应宽敞，病床之间不应小于1.5m。

（2）地面应防滑、有弹性，病区门应安装滑道并侧拉。

（3）卫生间应无台阶、门宽大、坐便两侧有扶手。

（4）病区走廊应安装扶手，利于行走训练。

（5）淋浴间应有软管喷头。

（6）病房床头、走廊；卫生间、淋浴间均应安装呼叫器。

（7）病床应选择带有床挡的多功能床。

（8）病房应备有大小不同的软垫。

3.急性期康复护理措施

（1）正确姿位的摆放

四肢瘫的患者，肩关节应处于外展位，肘关节伸直，前臂外旋，腕背伸、拇指外展背伸、手指微屈。如病情允许应定期俯卧位，伸展髋关节。踝关节保持垂直。

患者不论是仰卧位，还是侧卧位，均应保持瘫痪肢体的功能位：上肢用软枕支撑稍高于肩部水平，避免肩关节内收，肘关节稍屈曲旋后位，腕关节微背屈，瘫痪下肢防止髋关节外旋，双侧大腿外侧用软枕垫起，膝关节稍屈曲，膝下用小软枕支撑，踝关节保护脊屈位，要注意在尺神经、腓总神经等经过的骨性组织部位不要受压，观察其皮肤的颜色，仰卧位与侧卧位相互交换，每2～3h翻身1次。

（2）适度的活动

要注意预防患者各关节的僵硬变形、肌肉萎缩，康复护理早期既要保持各关节功能位，还要做一些适度的被动运动。对于四肢瘫痪患者来说在舒适仰卧体位下，对其双上肢肩关节上举 180° 范围内适度被动运动，双上肢肩关节外展 90° 范围内适度被动运动，肘关节屈曲 90° 范围内活动，做屈伸被动运动，腕关节在 90° 范围内活动，双手做抓握被动运动，可早期防止髋关节外旋，膝关节在 90° 范围内做屈伸被动活动，踝关节做适度屈伸被动活动，防止足下垂 。关节被动活动在康复医师的指导下对瘫痪肢体的关节每天应进行 1～2 次的被动运动，每次每个关节应至少活动 20 次 。

（3）体位变换

应根据病情变换体位，一般每 2h 变换一次，变换前向患者或家属说明目的和要求，取得病人的理解和配合。体位变换时，仔细检查全身皮肤状态 。对高脊髓损伤患者应注意轴向翻身以维持脊柱的稳定性。

（4）呼吸及排痰

颈脊髓损伤波及呼吸肌的患者，应协助并指导训练腹式呼吸运动及咳嗽、咳痰能力，预防肺感染，促进呼吸功能。

（5）大、小便的处理

脊髓损伤后 1～2 周内多采用留置导尿的方法，指导并教会定期开放尿管，一般每 3～4h 开放一次，嘱病人做排尿动作，主动增加腹压或用手按压下腹部使尿液排出。应保证每天水摄入量在 2500ml 一 3000ml，预防泌尿系感染，以后可根据病情采用间歇导尿法。便秘可用润滑剂、缓泻剂、灌肠等方法。

4. 恢复期康复护理措施

在恢复期康复护士辅导患者去实践已学习到的日常生活动作，不脱离整体训练计划，指导患者独立完成某些功能训练。

（1）增强肌力促进运动功能恢复

脊髓损伤患者为了应用轮椅、拐杖或自助器，在卧床或坐位时均要重视并协助患者进行肩带肌的训练、上肢支撑力训练、肱二头肌和肱三头肌训练及握力训练。肌力 I 级时，给予辅助运动；肌力Ⅱ级～Ⅲ级时，可进行较大范围的辅助运动、主动运动及器械性运动，肌力逐渐恢复，可逐步减小辅助力量，肌力达Ⅲ～Ⅳ级时，可进行抗阻力运动。

（2）坐位训练的护理

病情重的患者可分为长坐位和端坐位训练，可在床上进行。应在康复医师的指导下协助患者完成坐位训练，在坐位平衡训练中，应逐步从睁眼状态过渡到闭眼状态下的平衡训练。

（3）转移训练的护理

包括帮助转移和独立转移训练，是脊髓损伤患者必须掌握的技能。在协助患者进行转移训练前，康复护士应先演示、讲解、并协助患者完成训练。

（4）站立训练的护理

病情较轻的患者经过早期座位训练后，无直立性低血压等不良反应即可在康复医师指导下进行站立训练。

（5）步行训练的护理

伤后 3～5 个月，已完成上述训练，或佩戴矫形器后进行。先在平行杠内站立，要注意保护并协助患者，后行平行杠内行走训练。可采用迈至步、迈越步、四点步、二点步方法训练，平稳后移至杠外训练，用双拐来代替平行杠，方法相同，训练结 束，可获得独立的站立和行走功能。

（6）日常生活活动能力训练的护理

①对于手不能抓握的病人，需要配合必要的助具，或进行食具改良来协助进食，如在餐饮具下面安装吸盘，以防止滑动，佩戴橡皮食具持物器等；

②对于手功能受限的患者在刷牙、梳头时可用环套套在手上，将牙刷或梳子套在套内使用；

③拧毛巾时，可指导患者将毛巾中部套在水龙头上，然后将毛巾双端合拢，再将毛巾向一个方向转动，将水挤出；

④沐浴时应辅助患者借助长柄的海绵刷擦洗背部和远端肢体。

（7）假肢、矫形器、辅助器具使用的护理。

（8）心理护理几乎所有的脊髓损伤的患者因伤残所造成的生活、工作和活动能力的障碍和丧失，产生悲观、焦虑、急躁或绝望情绪 。康复护士要了解患者对疾病康复的认知程度，了解患者的家庭环境、家庭条件、经济状况，有足够的耐心和自信，鼓励患者要正视疾病与残疾，耐心疏导讲解康复训练的重要性，帮助患者树立生活的勇气和信心。

5.并发症的护理

（1）深部静脉血栓及肺栓塞：常发生在脊髓损伤后一个月内，护理上要注意观察患者两侧下肢的周围 ，看是否有水肿出现，尽早应用弹力袜和弹力绷带，早期斜床站立训练，可使截瘫的肢体血管神经舒缩功能得到恢复。指导患者每天进行下肢被动运动，如以踝关节为中心，做足的上下运动，上下不能超过30°，发挥腓肠肌泵的作 用；开始起床活动时需用弹力绑绷带或穿弹力袜，适度压迫浅静脉，增加静脉回流，减轻水肿；患肢避免静脉输液；密切观察病情并详细记录。

（2）疼痛 密切观察疼痛的部位及性质，保持脊柱局部的稳定，注意轴向翻身，勿扭转躯干。

（3）异位骨化 多发生在损伤后1～4个月，患者可出现不明原因的低热，躯干及四肢皮下组织质地较硬的团块，局部炎症反应.一般发病后2周x线才可见阳性结果.可给病人在病后20天左右口服didrond药，以防止软组织钙化.，好发部位是髋关节、膝关节、肩关节、肘关节及脊柱。局部多有炎症反应或低热。护理上应注意关节做被动运动时不宜过度用力、过度屈伸、按压。

4．压疮

四、康复教育

（一）饮食调节

（二）自我护理

1．教会患者和家属在住院期间完成“替代护理”到自我护理的过渡。重点是教育患者学会如何自我护理，避免发生并发症。

2．住院期间，要培养病人养成良好的卫生习惯，预防肺部、泌尿系统感染，教会家属搞好大、小环境卫生。患者出院后要定期复查，防止主要脏器发生并发症。

3．掌握二便管理方法，学会自己处理二便，高位颈髓损伤患者的家属要学会协助他们处理二便问题。

4．制订一个长远的康复训练计划，教育家属掌握基本康复知识和训练技能，防止二次残疾。

（三）心理调适

教育病人培养良好的心理素质，正确对待自身疾病，以良好的心态去面对困难和挑战，充分利用残存功能去代偿致残部分功能，尽最大努力去独立完成各种生活活动 。

（四）回归社会

1．配合社会康复和职业康复部门，协助患者做好回归社会的准备，帮助家庭和工作单位改造环境设施，使其适合患者生活和工作。

2．在康复医师的协助下，对患者进行康复教育。残疾人的性教育，是维持家庭的重要手段，家庭完整、家属支持，是残疾者最大的精神支柱，应鼓励他们勇敢地面对未来。

第十七节　骨折的康复护理

【概　述】

骨折（fracture），是骨或骨小梁的完整性和连续性发生断离。

骨折的康复涉及躯体康复、精神康复、职业康复及社会康复等各方面，虽然运动系统构成复杂，但在康复方面有两个共同点，即肌力和关节活动度的恢复。康复的目的就是通过针对性地训练，促进骨折后机体功能的最大恢复，预防并发症的发生。

在康复护理中，最重要的是功能训练。早期正确的康复训练可促进骨折愈合，避免软组织挛缩，扩大关节活动范围，缓解肌肉萎缩，从而促进受伤肢体运动功能的恢复。除功能锻炼外，及时适当地应用物理疗法可减轻疼痛、改善血液循环、减轻粘连、软化瘢痕，促进骨痂形成，改善全身状况，减少后遗症。在功能训练的基础上进行作业治疗，可以进一步改善生活自理及工作能力。在康复治疗过程中对失去功能者，可进行代偿功能训练或配合应用各种辅助装置（如拐杖、手杖、轮椅、功能支架等），以提高生存质量。

【康复护理】

骨折后的康复护理应注意遵循如下原则：确保固定的坚实可靠；肢体固定和训练要同步进行，预防制动综合征的发生；康复训练在骨折愈合的不同阶段有不同的重点。

骨折愈合过程分为早期和后期两个阶段。

（一）目标

1．指导患者接受基本康复训练改善关节活动范围，促进局部血液、淋巴循环，有助于钙离子沉积于骨骼，促进骨愈合；并防止失用性肌萎缩；能牵伸关节囊及韧带，防止其缩短，并能预防关节内粘连，关节活动范围减少或有继发性残障形成。

2．注意被固定肢体的血液、淋巴循环 固定物不宜过紧或过松，减少肢体制动所致的各种并发症和继发的神经、肌肉、血管损伤。帮助患者实施伤残部分功能康复训练，如注意患者的姿势、位置、身体各关节运动范围的维持、翻身、清洁及安全环境等。

3．协助患者完成独立自我照顾训练

指导患者及早利用残存的功能进行日常生活能力的训练，帮助患者选择合适的辅助具和支具，让患者尽早达到生活自理，重返工作岗位；训练患者如何学习自我照顾日常生活。

4．增加患者自信心，去除自卑感 为患者的康复创造一个良好的治疗环境，改善患者的情绪，增加新陈代谢，保证康复治疗计划的顺利完成。

（二）康复护理措施

向患者介绍功能训练的目的是恢复肢体功能，防止并发症的发生。骨折后的康复训练一般可分为三期进行。

1．康复训练的早期

就是在伤后1～2周内，此时伤肢肿胀、疼痛、骨折断端不稳定，容易再移位。因 此，此期功能训练的主要目的是，以利消肿和稳定骨折。康复训练的主要形式是伤肢肌肉的等长收缩。等长收缩，就是在关节不动的前提下，肌肉做有节奏的静力收缩和放松，即平时所说的此期的康复训练原则上除了骨折处上下关节不运动外，身体的其他部位均应进行正常的活动。

（1）等长收缩训练：

固定部位的肌肉有节奏的等长收缩练习，可以预防肌肉萎缩或粘连。如前臂骨折时做握拳和手指屈伸活动；长腿石膏固定患者需做髋关节运动和足趾运动；当股骨骨折后膝关节被固定时，应进行股四头肌的等长收缩练习。可预防失用性肌肉萎缩，并可牵引骨折断端靠近，有利于骨折愈合。

一般在骨折紧急处理后 1～2 天，患者病情稳定时，此时受伤局部肿胀、疼痛、骨折端有血肿，容易移位，软组织损伤需要修复。即可在石膏固定下进行患肢的肌肉骨折远端按摩和等长收缩训练，肌肉收缩应有节奏地缓慢进行，尽最大力量收缩，然后放松，每日训练 3 次，每次 5-10min，以不引起肌肉疲劳为宜。可先教会患者作健肢相应肌肉的等长收缩，然后在患侧同样进行。

（2）被动及主动训练：

患肢非固定关节的被动及主动训练，上肢应注意肩关节外展、外旋与手掌指关节屈曲；下肢应注意踝关节背屈运动。老年患者应注意防止关节挛缩。此次训练可从伤（术）后第 2 天开始，每日训练 3 次，每次 5～10min，关节活动范围应逐渐加大。

（3）不负重主动运动：

累及关节面骨折常遗留严重的关节功能障碍，为减轻障碍程度，在固定 1～3 周后，如有可能应每日短时取下固定物，在保护下进行受损关节不负重的主动运动，并逐步增加关节活动范围。运动后继续维持固定。若固定时无特殊需要，关节应置于功能位。可促进关节软骨生化修复，使关节面有较好的塑形，同时可防止和减少关节内的粘连。

（4）正常活动和呼吸训练：

健侧肢体及躯干进行正常的活动训练：尽早起床，绝对卧床患者，应每日做床上保健操。通过训练，可改善全身状况，防止发生卧位综合征。

长期卧床的患者，尤其是老年及骨折较严重者易并发坠积性肺炎，可通过呼吸训练及叩击背部，排出肺内分泌物，预防坠积性肺炎的发生；注意预防压疮的发生。

（5）抬高患肢：

有助于肿胀消退。肢体的远端必须高于近端，近端要高于心脏平面。

（6）物理疗法：

温热疗法（传导热疗、辐射热疗），可改善肢体血液循环、消炎、消肿；减轻疼痛、减少粘连、防止肌肉萎缩及促进骨折愈合。超短波疗法或低频磁疗：可使成骨再生共代谢过程加强，纤维细胞和成骨细胞出现早。

2. 骨折愈合中期（骨痂形成期）

康复训练的中期，也就是伤后2周至骨折的临床愈合，此期伤肢肿胀逐渐消退，疼痛减轻，骨折断端有纤维连接，并逐渐形成骨痂，骨折处日趋稳定。此期除继续做伤肢的肌肉收缩训练外，可在专业人员的帮助下，逐渐恢复骨折端、远程未固定的关节的活动和骨折处上下关节的活动，并逐渐由被动活动转为主动活动，以防邻近关节的关节活动度下降。此期在伤后3～8周，伤肢肿胀逐渐消退、疼痛减轻、骨折断端有纤维连接，并逐渐形成骨痂，骨折处日趋稳定。

此期进行康复训练能促进骨痂的形成，恢复活动范围，增加肌肉力量及提高肢体活动能力。在此基础上恢复日常生活活动能力与工作能力。

除继续做伤肢的肌肉收缩训练外，可在医护人员或健肢的帮助下，逐渐恢复骨折部位近端、远端未固定的关节的活动，并逐渐由被动活动转化为主动活动；在病情允许下，应尽早起床，进行全身活动。伤后5～6周，骨折处有足够的骨痂形成。

训练重点应放在维持及扩大关节活动范围和力量，由一个关节到多个关节，逐渐增加主动的关节屈伸活动，防止肌肉萎缩，避免关节僵硬。累及关节面的骨折，常遗留较显著的关节功能障碍，因此，于固定2周左右就开始关节面不负重的主动运动，运动后再予固定。通过关节软骨面间的互相挤压和摩擦，可促进关节软骨的修复，使其有较好的塑形，同时，可防关节内粘连。

训练量及时间较早期有所增加。因长时间制动易并发关节挛缩，训练量应控制在每日2次，每次20分钟左右为宜。并配合器械或支架做辅助训练。

3. 骨折愈合后期（临床愈合期）

此期在伤后8～12周。骨性骨痂已形成，X线已显影，骨骼有了一定的支撑力，但邻近关节的活动度下降，肌肉萎缩。

训练的目的在防止瘢痕组织粘连，恢复受累关节活动度，最大限度恢复关节活动范围，增加肌肉力量，使肢体功能恢复。提高患者的日常生活活动能力。

（1）主动运动：

重点维持并扩大关节活动范围、受累关节主动运动，以不引起明显的疼痛为度。

（2）助力运动和被动运动：

助力运动多用于刚拆去石膏、肢体僵硬难以进行主动运动的患者。动作应注意平稳、柔和，并随关节活动范围增加而逐步减少辅助力量。被动运动多用于组织粘连、挛缩严重的患者。训练时应注意手法、力量，尽量靠近受累关节，避免骨折线受力，造成再次骨折。动作应平稳、缓和、有节奏，以不引起明显疼痛及肌肉痉挛为宜。

（3）关节功能牵引：

多用于僵硬关节。可配合热疗进行手法松动将受累关节的近端固定，远端按正常的关节活动方向加以适当力量进行牵引。使组成关节的骨端能在关节囊和韧带等软组织的弹性范围内发生移动。对于中度或重度关节挛缩者，可在运动与牵伸的间歇期，配合使用夹板，以减少纤维组织的回缩，维持治疗效果。

训练控制在每日2～3次，每次15分钟左右。牵引力量以患者感到可耐受的酸痛、但不产生肌肉痉挛为宜。

（4）恢复肌力，负重练习

当患肢肌力为o～1级时，训练以被动运动及辅助运动为主；患肢肌力为2～3级时，内容以主动运动为主，可适当辅以辅助运动；当肌力达到4级或以上时，可进行渐进抗阻力运动训练。如合并关节内损伤时，肌力训练应以等长收缩为主。若下肢骨折，可在平行杠或步行车中或在双腋杖支持下做部分负重的站立练习，逐步过渡到充 分负重的站立练习。2周后，增加双下肢交替负重的主动运动练习以及缓慢的原地踏步练习，以逐步增加患肢负重练习，可做提起足跟练习、半蹲起立练习，以增加负重肌肌力。做髋部肌肉，尤其是伸髋肌及外展肌的抗阻练习。髋关节屈伸活动度恢复不满意时，可做髋关节功能牵引。在站立练习的基础上依次作不负重、部分负重及充分负重的步行练习，并从持双拐步行逐步进展到健侧单拐及患侧持拐步行，再逐步提高下肢行走功能。股骨颈骨折愈合后，宜较长期持手杖步行。不宜因无症状而过早恢复患肢的充分负重，以减少后期发生股骨头无菌性坏死的危险，并且患肢在1～2年内尚不宜过多过长时间的负重，还应定期做X线检查。

（5）其他物理及综合治疗护理手段：

配合理疗等，局部紫外线照射，可促进钙质沉积与镇痛。红外线、湿热敷、蜡疗等可作为手法治疗前的辅助治疗，可促进血液循环、改善关节活动功能。局部按摩对促进血液循环、松解粘连有较好作用。中药内服、外敷、熏洗、热敷、针灸、推拿等方法可最大程度上恢复原有机体正常生理功能，还可进行步态训练等。帮助患者恢复原有的生存质量。

（6）恢复日常生活活动能力及工作能力：

可采用作业治疗和职业前训练，改善动作技能技巧，增强体能从而恢复患者伤前日常生活活动能力及工作能力。

以上治疗阶段中前二期的治疗更为重要，通过前阶段的治疗为以后的正常功能的恢复打下了基础。

（三）康复疗效的评价

在骨折不同时期进行不同方面的评价。如生命体征平稳；疼痛情况改善；维持有效的组织灌流量；发生感染或感染控制情况；维持有效的牵引和石膏固定情况；患者在允许的范围内保持最大的活动量。患者无并发症的发生，患者及家属获得康复知识的程度；患者的焦虑程度以及有无改善等；患者的日常生活活动能力和生活能力等。

（四）常见骨折的康复要点

1．上肢

（1）肱骨外科颈骨折：多见于老年人，临床上将其分为外展型及内收型两类。

1）外展型：多属稳定性，可用三角巾悬吊固定 4 周。早期做握拳及肘和腕关节屈伸练习，限制肩外展活动。

2）内收型：治疗较困难，复位后以三角巾制动 4～6 周。以预防肺部并发症及早期功能活动为主、限制肩内收活动。预防肩周炎及肩关节僵硬发生。

（2）肱骨干骨折：

肱骨干中下 1 / 3 骨折易合并桡神经损伤。肱骨中段骨折愈合率较高，若骨折断端出现分离现象，应及时矫正。

首先患者所处体位为肘部屈曲 90°，前臂稍向前，吊带悬挂于胸前。骨折固定后 2 周内，练习指、掌、腕关节活动，并做上臂肌肉的主动舒缩练习，禁止做上臂旋转活动。固定 2～3 周后练习肩、肘关节活动；伸屈肩、肘关节，如健侧手握住患侧腕部使患肢向前伸展，再屈肘后伸上臂。去除外固定后，行肩、肘全面锻炼。这些活动，以增强手的功能为主。任何练习都不应引起剧痛，不应急于施行手法牵拉，有时练习可产生轻微疼痛，但停止活动后，疼痛应消失。

（3）肱骨髁上骨折：

常发生于儿童，预后较好，但常容易合并血管神经损伤及肘内翻畸形。伸展型骨折复位后，石膏托固定患肢 90°，肘屈曲功能位 4～6 周；屈曲型则固定于肘关节伸直位。治疗中应严密观察有无血运障碍，其早期症状为剧痛，桡动脉搏动消失、皮肤苍白、麻木及感觉异常，若处理不及时，可发生前臂肌肉缺血性坏死，造成严重残疾。外固定解除后，主动做肘关节屈伸练习，伸直型骨折主要练习屈肘位的肌肉等张收缩，训练方式主要限于肢体原位不动，练习握拳、伸指及腕、肘关节活动，练习次数由少到多，频率由慢到快，主要根据病人的身体状况和体力而定。屈曲型骨折主要练习伸肘位肌肉等张收缩。禁止暴力被动屈伸活动，以避免骨化性肌炎的发生。

（4）尺桡骨干双骨折：

治疗较为复杂，预后差。复位固定后，即可开始功能锻炼。初期可练习上臂和前臂肌肉舒缩活动，用力握拳，充分屈伸手指的动作。2 周后局部肿胀消退，开始进行练习肩、肘、腕诸关节活动，频率和范围逐渐增加。但禁忌做前臂旋转活动。4 周后练习前臂旋转及用手推墙动作，使两骨折端之间产生纵轴挤压力。其练习方法利用器械做旋转活动练习使患者屈肘 90°和手拿棒做前臂的旋前及旋后练习等。7～9 周后，如 X 线显示骨折已临床愈合，即可拆除外固定，充分锻炼各关节功能。

（5）桡骨远端骨折：

复位固定后早期指导病人用力握拳，充分伸屈五指，以练习手指关节和掌指关节活动及锻炼前臂肌肉的主动舒缩；练习肩关节前屈、后伸、内收、外展、内旋、外旋及环转活动和肘关节屈伸活动。2 周后可进行腕关节背伸和桡侧偏斜活动及前臂旋转活动的练习。开始轻度活动，如无不适，再逐渐增加活动范围和强度。切忌盲目活动，以免骨折再移位。3～4 周后解除外固定，充分练习腕关节的屈伸、旋转活动和尺侧、桡侧偏斜活动。腕关节的功能是手的各种精细活动的基础，因此要特别重视。利用健手帮助患侧腕部练习，是一种简便而有效的方法。如以两手掌相对练习腕背伸，两手背相对练习掌屈或利用墙壁或桌面练习背伸和掌屈等方法。

2．下肢

（1）股骨颈骨折：

做加压螺纹钉内固定手术者，原则上术后第 1 天做患肢各肌群的等长收缩练习，第 2～3 天即可起床活动，并且允许患肢负重。1 周以后主要以等张收缩的方式做髋骨肌群的肌力练习，并开始髋与膝的有助力的屈伸运动，但动作需轻柔，幅度逐步增大，避免引起明显疼痛，随后逐步改做主动屈伸运动，增大主动运动幅度。手术 2 周后即可开始第三阶段康复，3～4 周以后可完全恢复原有的社会生活。

对于有轻度移位的股骨颈骨折，为减少股骨头坏死的可能性，应给予患侧股骨头 8～

12 周的不负重休息。患肢不能着地行走，不负荷身体重量。其他训练程序为：术后第 1 天做等长练习，第 2 天开始做等张练习的关节主动活动，第 3 天可扶双腋杖下床，患肢不负重。8～12 周后过渡到第三阶段康复。

（2）股骨颈骨折：

由于肌肉附着后的牵拉作用，股骨颈骨折后往向前外侧成角，而很少有无移位的股骨颈骨折。股骨干骨折内固定手术后，当天或第 2 天即可开始肌肉等长练习，以及踝及足部运动练习，并尽早理疗，以帮助消肿、减少肌肉的纤维化和粘连，为以后的良好功能恢复创造条件，理疗时间不要迟于术后第 2 天。术后第 3 天以后，疼痛反应消退，可开始在床上活动膝、髋关节，做髌骨上下、左右被动活动，可在膝关节下方加用枕垫，在增加膝屈曲度的姿势体位下做主要伸膝练习，同时要定时取出枕垫，以防止垫枕时间过长髋关节屈曲挛缩。锻炼时有时可做髋、膝关节屈曲 90。肌肉练习以等张收缩为主，辅以等长收缩；其中，股四头肌的等长和等张收缩是极为重要的。根据病人全身情况、伴随损伤和依从性，术后 5～6 天时可开始扶双腋杖或支架行走，合作性较好的患者都可部分负重，并于 2～3 周内逐渐增加负重量，在 2 个月左右进展至单手杖完全负重行走。

由于股骨附近血管丰富，有时在骨折附近组织处形成血肿，易形成纤维组织造成粘连，使膝关节功能受损，特别是股骨中、下段骨折后引起股中间肌粘连时对膝关节功能的影响尤为严重。术后应尽早做物理治疗，促进血肿吸收，减少粘连形成。伸屈膝关节肌群的肌力练习与髌骨的被动活动也应尽早进行。

（3）胫腓骨干骨折：

术后当天开始练习足、髁和髋的主动活动度，做股四头肌与胫前肌、腓肠肌的等长练习。膝关节保持伸直中立位，防止旋转。避免平卧位练习直腿抬高，或者屈膝位练习主动伸膝。术后第 3 天开始进入第二阶段；1 周后开始负重行走，进入第三阶段。

（4）踝部骨折：

经整复固定后，适当活动足趾并进行背伸运动。双踝骨折患者从固定第 2 周起，即可加大踝关节主动活动范围，但应禁止做旋转及内外翻运动。3周后可让患者扶双拐负重活动。4～5周后解除固定，改为扶单拐，逐渐增加负重量。骨折临床愈合后，患者应进行患肢负重下的各种功能活动，包括踝关节的内外翻运动和旋转运动，以尽快恢复踝关节功能。

（五）四肢骨折的康复护理

1．护理目标急救外伤，消肿止痛，预防感染和并发症，促进骨折愈合，恢复关节活动度和肌力，早日回归社会。

2．护理原则在“复位、固定、功能锻炼”三大原则的基础上，早期介入，安全保护，预防并发症。

3．护理措施

（1）固定期严密观察骨折局部有无红肿热痛及感觉障碍，仔细分析发现的问题，如属病情变化应立即报告医生以作相应处理，如属姿势摆放不当，应及时给予调整。

（2）对采用固定治疗的患者应注意预防压疮，在关节及骨突部位应加衬垫，注意将患肢固定摆放在功能位。抬高患肢，促进肿胀吸收，减轻疼痛。对合并有神经损伤的患者，加强保护，防止冻伤或烫伤。

（3）拆除固定以后，指导患者关节功能训练时应循序渐进，避免使用暴力。训练中，做好患肢各关节的保护，防止造成新的运动创伤。

4．注意事项加强安全教育，固定采用功能位，注意保护，预防意外伤害。

（六）脊柱骨折的康复护理

1．护理目标恢复脊柱的稳定性，消除长期卧床的不利影响，最大限度地保持脊柱功能。

2．护理原则抢救生命，保持脊柱稳定，预防并发症。

3．护理措施脊柱骨折有造成截瘫的危险，甚至危及生命，护理时应予高度重视。

（1）现场抢救时对疑有脊柱骨折者，必须首先固定脊柱，需转运治疗的应由两人或三人，严格按“头、颈、躯干”三点成一线的搬运法进行，避免因身体扭转而造成新的损伤。

（2）单纯压缩性骨折不需石膏固定的患者，应卧硬板床，并在骨折部位垫约10em高的枕头，使脊柱处于过伸位，利用前纵韧带的张力，使骨折稳定。一周左右开始卧位下背肌训练。

（3）需石膏固定的患者，亦应在石膏干后就开始卧位下腰背肌训练，观察局部受压情况。1～2周后应鼓励患者下地行走，但活动要适度，不能引起疼痛。

总之应密切注意患者病情变化和感觉障碍情况，对合并有感觉障碍者，要特别注意预防冻伤和烫伤。

四、康复教育

（一）活动量

功能训练应在医护人员的指导下循序渐进地进行，运动范围由小到大，次数从少到多，时间由短到长，强度由弱到强，活动度以不感到疲劳，骨折部位未出现疼痛为度。

（二）恢复肢体生理功能

上肢应围绕增强手的握力进行活动，下肢应围绕恢复负重行走能力进行训练。但是功能训练不能干扰骨折的固定，更不能做不利于骨折愈合的活动，如外展型肱骨外科颈骨折不能进行上肢的外展运动，内收型肱骨外科颈骨折不能做内收运动，尺桡骨干骨折不能做前臂的旋转，胫腓骨骨干骨折不能做下肢的内外旋运动。

（三）准确活动有障碍的关节

不用邻近的关节来代替。要先恢复关节活动的范围、幅度及关节活动的顺利度，达到关节活动时没有阻碍，再开始恢复关节运动的质量。

（四）加强营养

绝大部分骨折病人往往食欲下降，老年患者、体质较弱或心理承受能力差的人明显，护理时应注重营养，必须积极补钙，同时还要补充维生素D，以协助吸收。经测定，骨折后病人体内锌、铁、锰等微量元素的血清浓度均明显。动物肝脏、海产品、黄豆、蘑菇等含锌较多；动物肝脏、鸡蛋、豆类、绿叶蔬菜等含铁较多；麦片、芥菜、蛋黄等含锰较多。

需要及时补充。

适当多吃一些辣椒，西红柿、苋菜、青菜、卷心菜、萝卜等维生素C含量丰富的蔬菜，以促进骨痂生长和伤口愈合。

（五）心理调适

骨折患者常因严重的失落感而心情慌乱，并会寄希望有最好的药，在最短的时间，恢复最佳状况。应鼓励患者调整好心理状态，以积极的心态，参与康复训练，将有利于功能的尽早恢复，并能重返社会。

参考文献

[1]刘旺菊,宋雪娴.个体化呼吸康复锻炼指导在慢性阻塞性肺疾病患者中的应用效果[J].中国当代医药,2018,25(35):200-202.

[2]陈海珠,莫惠彬,苏莉.自我健康护理干预在慢性阻塞性肺疾病患者中的应用[J].齐鲁护理杂志,2018,24(17):124-125.

[3]齐英娜.早期分阶段肺康复锻炼在急性呼吸窘迫综合征患者中的应用效果[J].医疗装备,2020,33(8):154-155.

[4]方娅,黄春叶.对接受有创机械通气的患者进行肺康复训练指导的效果分析[J].当代医药论丛,2019,17(24):247-248.

[5]温利娜.全科护理运用于医院护理中的价值评价[J].深圳中西医结合杂志,2016,26(15):180-182.

[6]李文,赵文红,张新征.全科护理对老年慢性阻塞性肺疾病患者的应用效果探讨[J].中国医药导刊,2016,18(07):720-721.

[7]曹艳平.哮喘病全科护理的方法研究[J].临床医药文献电子杂志,2016,3(29):5816-5817.

[8]许言茹.以人为本的健康教育应用在全科护理的有效性观察[J].中国继续医学教育,2015,7(08):137-138.

[9]郑丽华.腹部手术患者术后疼痛的全科护理效果探讨[J].中外女性健康研究,2016(14):81+89.

[10]曹艳平.哮喘病全科护理的方法研究[J].临床医药文献电子杂志,2016,3(29):5816-5817.

[11]杨满云.流行性腮腺炎患者的全科护理体会[J].湖北科技学院学报(医学版),2015,29(01):62-63.

[12]梁燕芳,伦志勇,唐丽群,黄伟芳,胡淑芬.全科护理对社区健康水平的影响[J].

中国当代医药,2016,23(19):189-191.

[13]王莹.全科护理在医院护理中的应用[J].中国农村卫生,2016(18):2.

[14]陈玉香.探讨全科护理意识在基层医院综合护理中的意义[J].临床医药文献电子杂志,2015,2(10):1908.

[15]郑群.加强全科护理对神经外科老年病护理能力提升的影响[J].吉林医学,2015,36(11):2351-2353.